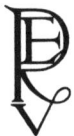

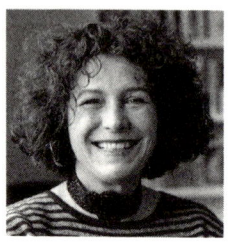

Gisela Krahl, Autorin und Lektorin, übt sich seit langem als kräuterkundige Köchin von Lebenselixieren aller Art. Sie lebt mit ihrer Familie in Hamburg. Im Wunderlich Verlag erschienen außerdem: «Wonnestunden» (1990), «Tausendschön. Die großen Rezepte und die kleinen Geheimnisse der Kosmetik zum Selbermachen» (1995) sowie «Das Schlampenkochbuch. Für gewitzte Anfänger, eilige Gourmets und alle, die mit links etwas zaubern möchten» (1998).

Gisela Krahl

Schönes Leben –
Strahlende Augen, schöne Lippen

Aussehen wie Samt und Seide

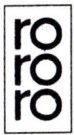 Rowohlt

Veröffentlicht im Rowohlt Taschenbuch Verlag GmbH,
Reinbek bei Hamburg, Mai 1998
Copyright © 1998 by Rowohlt Verlag GmbH,
Reinbek bei Hamburg
Gestaltung und Typographie Constanze Hinz
Illustrationen Birgit Meyer und Constanze Hinz
Umschlaggestaltung Barbara Thoben
(Foto: Take, Hamburg)
Satz: Minion PostScript, QuarkXPress 3.32
Gesamtherstellung Clausen & Bosse, Leck
Printed in Germany
ISBN 3 499 60195 8

INHALT

GUT AUSSEHEN UND SICH WOHL FÜHLEN 11

Der Frühlingstyp 16
Der Sommertyp 17
Der Herbsttyp 18
Der Wintertyp 19

STRAHLENDE AUGEN, SCHÖNE LIPPEN: TIPS UND TRICKS FÜR EIN EFFEKTVOLLES MAKE-UP 21

Grundsätzliches 25
Grundierung 26
Camouflage 27
Puder 27
Rouge 28
Augen-Make-up:
   Farben und Schattierungen 28
Wimperntusche 30
Augenbrauen 30
Mandelaugen 31
Schlupflider 31
Engstehende Augen 31
Lidschattenfarbe für Rothäute 32
Sinnlicher Mund 32
Betonte Lippen 33

Betone Oberlippe 34
Sport- und Naturlook für die Lippen 34
Utensilien für ein perfektes Make-up 35

HAUT WIE SAMT UND SEIDE: REZEPTE FÜR DIE RICHTIGE PFLEGE 41

Vitamin-Gesichtsöl für
   den tiefen Schönheitsschlaf 46
Reparaturarbeiten
   nach einer durchzechten Nacht 46
Gesichtsreinigung over forty 47
Aprikosenkernreinigung 48
Zitronenrubbelwäsche 48
Josephines Reinigungsmilch 49
Kräutertonic 50
Hilfe bei pickeligen Problemen 50
Gel für straffe Hälse 51
Halsöl, schön leicht 51
Honigpflege für ein knitterfreies Dekolleté 52
Kühlung für geschwollene Augen 53
Gegen dicke Augen 53
Augenkompressen 53
Eisklarer Blick 54
Augenglätter 54
Augenfältchencreme 55
Heilendes Wässerchen für gezupfte Härchen 55
Lipgloss mit roter Farbe 56
Extraglanz über dem Lippenstift 56
Minuten-Lipgloss 57
Lippenpeeling 57

Gepflegte Zähne 58
Gurgelwasser 58
Nelken-Munddusche 59

TYPISCHE FEHLER BEI PFLEGE UND MAKE-UP 61

Zuviel Sauberkeit 65
Zuviel Lack 66
Zuviel Puder für die Poren 66
Zuviel Schaum für die Haare 67
Zuviel Peeling 68
Zuviel Duft 68

«SCHÖNHEITSKORREKTUREN»: WELCHE MÖGLICHKEITEN GIBT ES? 71

Glatte Haut durch Akupunktur und Unterspritzung mit naturheilkundlichen Präparaten 76
AHA – die Jahre wegpeelen 76
Blue Peel 77
Facelifting 78
Elektrolifting 79
Schmale Lippen oder Fältchen aufpolstern 80
Andere Zaubermittel 81
Besenreiser und bunte Äderchen 81
Was Sie bei jeder Schönheitsoperation beachten sollten 83

DIE SONNE:
MIT VORSICHT IHRE FREUNDIN 92

Sonnenöl für jeden Tag 92
Gesichtsöl für sonnenverbrannte Haut 92
After-Sun-Packung 93
Kühlung, wenn es doch zuviel war 94
Lichtschutz für die Haare 94

FÜR SAMTPFOTEN:
GEPFLEGTE HÄNDE UND FÜSSE 97

Für Samtpfoten 102
Handpflegebalsam 102
Pflegehandschuh 103
Nagelpflege 103P
French manicure 104
Tips zum Lackieren 104
Kunstnägel 105
Nagelweißer 106
Elfenbeinhände 106
Schön lackierte Fußnägel 107
Behandlung für weiße Winterfüße 107
Schlafsocke für Marzipanfüße 108
Fußpeeling 108
Olivenölpeeling 109
Massage zum Abschwellen 109
Nachtgel für kalte Füße 110
Tagescreme für heiße Füße 110
Erfrischendes Fußgel im Sommer 111
Adstringierende Lotion
   für frischgerupfte Beine 111
Die beste Enthaarungsmethode 112

GUT ZU WISSEN 115

Pflanzenöle für die Schönheit 117
Ätherische Öle in der Kosmetik 121
Vitamine für Haut und Haar 125
Kosmetische Zusatzstoffe 128
Adressen und Informationen 133
Bezugsquellen 136

Gut aussehen und sich wohl fühlen

Zumindest ab und zu ist es jeder Frau wichtig, schön und attraktiv auszusehen. Jede von uns kennt Gelegenheiten, zu denen wir die schönen Seiten unserer Gestalt betonen und die weniger geglückten verdecken, verstecken oder wegschmeicheln möchten. Vielleicht wollen Sie sogar richtig auffallen, schillern und auf gar keinen Fall übersehen werden. Wann immer Ihnen nach Veränderungen oder Verzauberungen zumute ist, gehen Sie am besten erst mal zum Friseur.

Greifen Sie sich dort alle Frauenzeitschriften, die Sie finden können, lesen Sie die Schminktips und betrachten Sie die Modetrends. In Windeseile haben Sie alle Hefte durchgeraschelt und die Hälfte wieder vergessen. Das macht gar nichts. Während dann die Haarpackung einmassiert wird, meditieren Sie vor sich hin, und dabei fallen Ihnen all die wichtigen Dinge wieder ein, die Sie immer schon wußten, aber nicht immer beherzigten. Denn für den weiblichen Auftritt gelten ein paar grundlegende Regeln.

Sich unsichtbar zu machen ist keine große Kunst. Mit klassischen Kleidern, leichtem Make-up, dezentem Schmuck und mit frisch gefönten Haaren ist man so unauffällig, daß man glatt an einem Abend verschwinden kann, ohne daß es einer merkt.

Viel aufregender und etwas schwieriger ist es, den ganz großen Auftritt zu wagen. Wenn Sie das im Sinn haben, sollten Sie sich folgende Fragen stellen: Welches ist mein eigener Trend? Was entspricht meiner Natur? Bin ich leicht, bin ich schwer, bin ich locker, laut und gut gelaunt – oder bin ich solide und eher dezent?

Außerdem: In welchem Licht werde ich stehen? Strahlen Scheinwerfer, oder glühen Männeraugen? Funzelt eine Kerze, oder stehen alle in der kalten Neonküche herum? Komme ich heute dicht an jemanden heran, oder bleibe ich auf Distanz?

Treffe ich mich mit meinen verrückten Freundinnen, denen ich was zum Lachen bieten könnte mit Bananenhütchen und Täschchen in Form eines Krokodils? Oder wird das eher ein offizielles Programm mit Reden und dekorierten Häppchen? In diesem Fall lieber kein schrilles Outfit vorführen; besser geeignet sind dezente Lippen und ausdrucksstarke, wache Augen.

Sitze ich ihm im schummrigen Kerzenlicht endlich gegenüber, oder nervt uns die Kerze schon seit zehn Jahren? Dann wird es entweder der erotische, geheimnisvolle und romantische Auftritt, oder ich erscheine freundlich und flauschig und trage nicht so dick auf.

Will ich heute abend so verführerisch wirken, daß alle mich begehren und auch die Langweiler mutig werden, oder will ich einen eher unnahbaren Eindruck machen? Die Signale müssen unmißverständlich sein: Entweder Sie zeigen und betonen, was da ist und schön ist und vielleicht sogar zu haben ist, oder Sie deuten beinahe nachlässig und eher nebenbei an, was da ist und schön ist und keineswegs irgend jemandem zur Verfügung steht.

Wenn diese Fragen geklärt sind, können Sie sich gelassen den Vorbereitungen widmen. Der Rest wird zum Vergnügen, das die Vorfreude noch erhöht, denn mehr als ein Dutzend technischer Tricks halten auch tausend Frauenzeitschriften nicht bereit. Und diese Tricks sind schnell gelernt.

Doch bevor es ums Schattieren und Konturieren geht, noch ein paar Worte zum Grundsätzlichen: Stil und Farbe. Jede Frau hat mit ihrer Haar- und Augenfarbe, der Tönung ihrer Haut und ihrer Statur eine ganz eigene Ausstrahlung, die sich mit manchen Farben oder Accessoires besonders gut verträgt, mit anderen dagegen überhaupt nicht.

Der Frage, was Ihre besondere Schönheit zum Strahlen bringt, sollten Sie also ruhig ein paar Überlegungen und Versuche widmen. Sie können sich auch ein geübtes Auge zu Hilfe holen. Die Farb- und Stilberaterin hilft dabei festzustellen, welcher Typ sich aus dem Zusammenspiel von Haut-, Haar- und Augenfarbe ergibt, welche Farben ein Gesicht leuchten lassen und welche Farben man meiden soll, weil sie das Gesicht müde und blaß machen. Nur wenige Menschen lassen sich ganz leicht den vier Grundtypen Frühling, Sommer, Herbst und Winter zuordnen, die meisten stehen irgendwo dazwischen. Wenn Sie sich in der Typisierung erkennen, um so besser. Gelingt es Ihnen nicht, mit der folgenden Zusammenfassung den eigenen Farbtyp zu finden, könnten Sie sich einen Besuch bei der Farbberaterin spendieren. Dieser Gang kann zu einer Wende in Ihrem Leben führen, besonders dann, wenn Sie sich bisher mehr nach der gerade aktuellen Mode gerichtet haben als nach Ihrem eigenen Trend und dabei nie zufrieden waren mit Ihrer Erscheinung.

Vorbei die Qual der Wahl: In Zukunft wissen Sie, wie Sie Ihre ganz eigene Attraktivität betonen. Nicht Sie tragen Rot oder Schwarz oder irgendeine andere Farbe, sondern die Farben tragen Sie – und schmeicheln Ihnen. Das gilt für den Schmuck, den Sie sich aussuchen, für das Make-up oder für die neue Brille.

DER FRÜHLINGSTYP

Das ist die Frau mit dem hellen, transparenten Teint und den zarten rosa Wangen. Das Haar ist rotblond oder goldblond, manchmal kupfern schimmernd oder goldbraun. Die Augen sind hell und glasklar wie der Ozean: grün, blau, türkis, auch bernsteinfarben oder golden wie bei einem Steiff-Bären.

Der Frühlingsfrau stehen alle zarten, warmen, goldenen Pastellfarben: Lachs, Elfenbein, Pfirsich, Lindgrün oder Honig. Auch Lippen und Nagellack sehen bei ihr am besten aus, wenn die Farben weich und warm und hell sind: Koralle, bräunliches Rot, Goldorange.

Farbtrend:
Warm, zart und klar

Vermeiden sollte die Frühlingsfrau:
Schwarz oder Schneeweiß: Diese Farben sind zu kalt für sie. Auch alle anderen kühlen Farbtöne sowie hellblaues und silbriges Make-up passen nicht zu ihr.

Tip:
Falls Sie gezwungen sind, aus beruflichen Gründen weiße Kittel zu tragen, achten Sie darauf, daß die Farbe, die Ihrem Gesicht am nächsten ist, die «feindliche Farbe» ausgleicht. Diese Funktion kann eine Kette übernehmen, ein Halstuch, ein Tuch im Haar oder Klunker an den Ohren.

DER SOMMERTYP

Das ist die Frau mit der kühlen Hautfarbe: hell, mit zarten Elfenbeinwangen, vielleicht auch mit Sommersprossen. Sie wirkt leicht farblos, auch wenn sie braun gebrannt ist. Ihr Haar ist aschblond oder mausbraun. Manchmal hat es auch einen rötlichen Schimmer. Die Augen sind blaugrau, grüngrau oder blaugrün und haben manchmal einen grauen Rand um die Pupille herum.

Der Sommerfrau stehen mintfarbener Lidschatten und auch gedämpfte violette Töne. Sie kann alle kühlen, gebrochenen und zarten Farben tragen wie pudriges Rosa, helles Blau, blasses Rot, Blaugrün oder Wollweiß. Zu ihr passen pflaumenfarbener Lippenstift, Bordeaux und rauchige, silbrige Lidschatten, altrosa oder violetter Nagellack – alles, was einen Blauschimmer hat.

Farbtrend:
Kühl, gedämpft, blaustichig und rauchig

Vermeiden sollte die Sommerfrau:
Reines Weiß, tiefes Schwarz und gelbstichige Farben stehen ihr nicht und machen sie ganz mausbraun

Tip:
Sommertypen können mit kühlen Goldtönungen oder Schwarztulpe schöne, leuchtende Reflexe in die eher aschige blonde oder dunkle Haarfarbe bringen.

DER HERBSTTYP

Das ist die Frau mit den warmen, goldenen Farben, aber kräftiger als bei der zarten Frühlingsfrau. Der Teint der Herbstfrau ist beigebraun, goldig mit Sommersprossen. Bei ihr reicht natürlicher Terrakottapuder, wenn sie rosig aussehen will. Die Haare schimmern rötlich, auch wenn sie blond oder braun sind. Auch die Augen haben eine warme Farbe: gold, braun, dunkel oder bernsteinfarben, aber auch grün oder türkis.

Alle Goldtöne passen zu ihr, außerdem Rost und Flaschengrün. Rothaarige sollten ganz bewußt den keltischen Ausdruck steigern, vielleicht mit Maisgelb, orangefarbenem Lippenstift, kräuseligen Haaren. Alle Lidschatten in Grün- und Brauntönen sowie Goldschimmer stehen dieser Frau.

Trend:
Warm, leuchtend und schimmernd

Das steht der Herbstfrau nicht:
Blaustichige Farben im Gesicht und in der Kleidung sowie harten schwarzen Lidstrich und weiße Blusen sollte sie meiden.

Tip:
Wenn Sie schon das kleine Schwarze anziehen wollen, rüschen Sie sich wenigstens mit Nagellack und Lippen in Orangerot, Rostrot oder Tomatenrot gegen diese negative Kraft auf.

DER WINTERTYP

Das ist die Frau mit den eindeutigen Farben auf der Haut. Blaustichig wie bei der Sommerfrau, aber kräftiger und klarer. Sie hat eine Haut «weiß wie Schnee», Lippen «rot wie Blut» und Haare «schwarz wie Ebenholz». Ihre Gesichtsfarbe ist immer kühl und hell, weißlich oder helloliv. Die Winterfrau kann es sich leisten, sich effektvoll zu schminken. Die Augen strahlen blau oder grau, dunkelbraun oder hellbraun.

Ihr steht ein schwarzer Lidstrich gut. Die Haare sind meistens dunkel: schwarz, dunkelbraun, aschbraun, oft schon früh und stark ergraut. Reine, kräftige Farben wie Blau, Grün und Rot und Zitronengelb kann sie gut tragen, auch Schwarz und Weiß. Alle kalten Farben stehen ihr. Zum kontrastreichen Gesicht der Winterfrau paßt ein blutroter Lippenstift. Auch Lila, ein pinkfarbener Nagellack und silbrige Lidschatten unterstreichen ihre Ausstrahlung.

Trend:
Kalt, leuchtend, prägnant, klar

Das steht der Winterfrau nicht:
Die Winterfrau verträgt keine gelbstichigen Töne, kein Gold, kein Braun, keine warmen Farben, denn die knipsen das Licht in ihrem Gesicht aus.

Tip:
Wenn Sie Ihre Haarfarbe vertiefen wollen, dann mit Ebenholz oder Schwarztulpe.

Strahlende Augen, schöne Lippen: Tips und Tricks für ein effektvolles Make-up

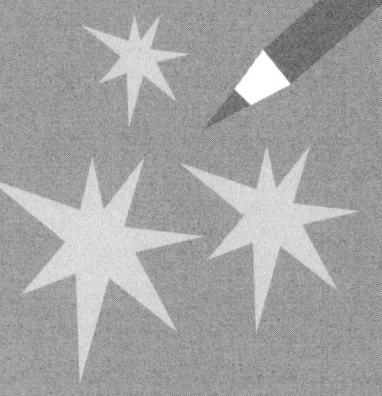

Auch wenn eine Frau schön ist oder sogar verführerisch aussieht wie die Sünde selbst, wird es «kleine Fehler» in ihrem Gesicht und an ihrem Körper geben, die sie oder andere stören. Auch wenn die kaum ins Gewicht fallen, wegschummeln lassen sie sich doch. Das ist der Grund, warum Frauen sich schminken: weil sie ein wenig zaubern wollen – hinzu oder hinfort, um zu strahlen, einfach aus Spaß an der Veränderung oder nur, um sich sicherer zu fühlen – trotz ihrer Schwächen. Das können ein paar geplatzte Äderchen sein oder kleine Hautverfärbungen wie Altersflecken oder Narben, ein unregelmäßiger, etwas fleckiger Teint, ein vorstehendes Kinn. Hier stören einen Härchen, dort fehlen sie, die Nase könnte dünner sein, die Oberlippe dicker. Nur selten finden Frauen rundherum Gefallen an sich, und nur wenige sind in der Lage, allein das Gute zu entdecken, festzustellen, daß ihre Augen strahlen, die Haut straff und schimmernd ist, daß ihre Haare gut sitzen. Also geht es darum, das Schöne zu betonen und das Ungeliebte auszugleichen. Und dafür haben wir das Make-up.

Wie die Mode, so macht auch das Make-up Trends mit und greift Erinnerungen an Glanz und Glamour vergangener Epochen auf – allerdings vermischt mit dem Lebensgefühl heutiger Tage und in immer neuen Nuancen, mit immer neuen technischen Möglichkeiten.

Modejournale und Kosmetikindustrie verstärken diese Trends gewaltig und beschleunigen zugleich ihren raschen Wechsel. So schnell wie die Moden von Lippenstift- und

Nagellackfarben wechseln, ist kein Fläschchen aufgebraucht. Diese Geschwindigkeit entspricht keineswegs dem Lebensrhythmus einer normalen Frau von heute; keine will dauernd völlig anders aussehen. Außerdem sind die exotisch und kostbar anmutenden Namen der Produkte und Farben – wie zum Beispiel *Piquant Orangette* oder *Tropical Punch* – so entschieden unklar und assoziativ, daß es ganz unerheblich ist, wie sie tatsächlich aussehen. Hauptsache, sie drücken ein Lebensgefühl aus, das zur Zeit paßt. Das Moderne der Makeups ist allzuoft nur vermeintlich spektakulär; tatsächlich reichen ein paar Produkte, die alle Moden überdauern.

Selbst Visagisten haben, wenn sie Models ins rechte Licht rücken sollen, eine weit weniger reiche Palette an Farbstiften vorrätig, als man annehmen möchte. Bedeutend sind nur die großen Richtungen wie die «ungeschminkte Natürlichkeit» oder die «dramatische Ausstrahlung». Zur Zeit wird wieder glamourös geschminkt. Das Anmalen und Stylen macht Spaß, und ein perfektes Make-up gehört zum starken Auftritt.

GRUNDSÄTZLICHES

Das Make-up soll den Teint nur ausgleichen, Mängel überdecken, nicht aber den eigenen Schimmer nehmen. Schminken Sie Ihr Gesicht immer ungefähr in dem Licht, in dem später der Auftritt stattfinden soll. Licht schluckt Farben, dementsprechend können Sie Farben intensivieren und ruhig dicker auftragen. Tagsüber muß man mit Farben vorsichtig sein, denn das Tageslicht enthüllt gnadenlos jede unnatürliche Färbung. Und falsche Farben lassen das Gesicht älter aussehen.

Das Make-up darf nicht zu dunkel sein und wird deshalb an der Innenseite des Handgelenks getestet. Wenn es Ihnen zu hell ist, weil Sie ein wenig gebräunt sind, legen Sie lieber noch etwas Rouge oder Braun wie zum Beispiel «Ägyptische Erde» darüber.

Tragen Sie ein sehr farbenprächtiges, auffälliges Gewand, müssen besonders Augen und Lippen stark und in den gleichen Farben geschminkt werden – oder aber in Kontrastfarben. Die Farben von Kleid oder Oberteil werden beim Schminken mit einbezogen, weil man sonst nur das Gewand wahrnimmt. Die ganze Erscheinung soll ja am Ende beeindrucken, sonst bleibt der Auftritt nur ein Auftritt von Bluse oder Handtasche, und der Kopf auf den Schultern ist ganz allein gelassen.

GRUNDIERUNG

Wenn Sie glänzende, eher fette Haut haben, ist eine Make-up-Grundierung für Sie vielleicht schon selbstverständlich. Wer sich gern schminkt, wenigstens ab und zu, kommt eigentlich in keinem Fall um eine Grundierung herum, weil auch das Augen-Make-up und ein Lippenstift viel besser wirken. Tagsüber mag ein leichter, loser Puder reichen – je nachdem, ob die Haut schimmert oder glänzt –, aber abends, wenn gern etwas mehr aufgetragen wird, ist eine Teintgrundierung mit einem transparenten Make-up viel schöner. Außerdem lassen sich Rouge-Effekte, die im dunklen Winter sicher nötiger sind als im Sommer, viel besser plazieren.

Benutzen Sie zum Verteilen der Grundierung immer ein Schminkschwämmchen aus Latex. Das hat sehr feine Poren, und Sie können durch sanftes Pressen das Make-up besonders fein und diskret in zartester Dosierung auf Ihre Haut drücken. Auch die Übergänge zum Hals und zu den Ohren lassen sich mit einem Latexschwämmchen leichter ausblenden. Eine Teintgrundierung, die ungeduldig mit den Fingern verwischt wird, sieht oft gemein aus, weil sie über die Poren hinweghuscht und die Hautstruktur eher grob aussehen läßt.

Denken Sie daran, daß Sie beim Grundieren des Teints immer auch etwas Farbe in den Haaransatz drücken: Es sieht nicht schön aus, wenn da die Make-up-Kante auf die sehr helle Kopfhaut trifft.

Bei einem kräftigen Kinn kann ein Make-up-Klecks Wunder wirken: dunkel zaubert weg, hell zaubert hervor. Ein winziger Tupfer Rouge auf Kinn und Schläfen verrieben, läßt die Müdigkeit aus dem Gesicht verschwinden.

Camouflage

Camouflage ist eine Schminktechnik mit speziellen, stark deckenden und wasserabweisenden Produkten, mit denen Gesichter völlig verändert werden können. Doch auch für das tägliche Make-up gibt es dabei nützliche Produkte, mit denen man unliebsame Stellen wie Narben, Feuermale und Pigmentstörungen verdecken kann.

Lassen Sie sich von einer Kosmetikerin beraten, denn die kann Ihnen sagen, wie diese besonderen Produkte richtig benutzt und aufgetragen werden. Außerdem zeigt sie Ihnen auch die richtige Farbnuance für Ihr spezielles Problem. Oder würden Sie von allein wissen, welches Grün Ihren rötlichen Fleck richtig abdeckt?

Puder

Wenn Sie sich zu Hause vor einem gut beleuchteten Spiegel schminken, verwenden Sie am besten losen Puder aus der Schachtel, der mit einem großen Pinsel oder einer flauschigen Puderquaste aufgetragen wird. Der Puder sollte eine neutrale Transparentfarbe haben, die paßt sich mühelos jeder Hautfarbe und jeder Gelegenheit an und verändert die Tönung darunter nicht.

Für ein perfektes und dezentes Make-up ist loser, transparenter Puder die richtige Wahl. Kompaktpuder ist schön klein und praktisch und eignet sich besonders zum Nachmattieren für unterwegs.

ROUGE

Puderrouge verteilt sich leicht und gleichmäßig nur auf gepuderter Haut; Cremerouge liegt ganz natürlich und leicht auch auf transparenter Teintgrundierung und getönter Tagescreme. Bei der Auswahl der richtigen Farbe sollten Sie sich nicht allein von Ihrem Geschmack leiten lassen, denn das Rouge muß wirklich zum Hauttyp passen! Wenn Ihre Haut gelblich-golden ist, sind warme Rottöne mit gelbbraunen Nuancen für Sie richtig; wenn Ihre Haut eher rosig aussieht, wählen Sie besser rosa und blaustichige Töne. Sie wollen schließlich Ihre Haut mit Rouge beleben, das heißt die eigene Ausstrahlung intensivieren und nicht etwa «Kunst am Bau» betreiben und eine völlig neue Person erfinden.

AUGEN-MAKE-UP:

FARBEN UND SCHATTIERUNGEN

Verteilen Sie zuerst ein wenig Grundierung auf den Lidern und pudern Sie die Lidfläche. Das deckt rote Äderchen ab, und der Lidschatten haftet besser und länger. Lidschatten wird entweder mit dem Pinsel oder ganz schnell mit dem Ringfinger verteilt, denn das ist der zarteste und empfindlichste Finger, der am leichtesten huschen kann.

Die Farbe des Lidschattens soll zu den Augen oder zum Kleid passen, sie darf vielleicht auch etwas dunkler im Ton sein. Das sieht dann nicht geschminkt aus, sondern wirkt, als habe man nur die Augenfarbe intensiviert. Testen Sie Farben und deren Intensität immer zwischendurch auf dem Handrücken. Dann verteilen Sie hellen, perlmuttfarbenen Puder direkt unter den Augenbrauen, mit wenig Farbe und kurzen

Streichbewegungen, damit es nicht zuviel wird, aber schön gleichmäßig schimmert. Tragen Sie ganz leicht losen Puder zum Fixieren und Mattieren des Lidschattens auf.

Mit dunkelgrauem Puder und flachem, festem Pinsel ziehen Sie nun eine Linie über den oberen Wimpern, die Sie schmal auslaufen lassen. Die dunkle Linie kommt direkt an die äußere obere Wimpernkante. Unter dem Auge muß man vorsichtig sein: Die Farbe muß richtig in die Härchen gedrückt werden. Das gibt den Augen das gewisse Etwas bei gewissen Gelegenheiten. Beginnen Sie in der Mitte und verwischen Sie dann den dunklen Puder mit einem sauberen Pinsel zum Schatten und ziehen die Linie dabei etwas weiter nach innen zur Nase. Unter die Augen, kurz unter den Wimpernrand, kommt mit leicht abgerundetem Pinsel ein dunkelgrauer Strich. Wenn der Strich zu dick oder zu dunkel geworden ist, wird er einfach mit einem sauberen Pinsel verwischt.

Grelle Farben wie blaue Wimpern und Lidschatten sollte man im Zweifelsfalle weglassen, weil das nur gut aussieht, wenn es sehr gekonnt gemacht ist – und das heißt mit mehreren Farbnuancen übereinander. Eine einzige, fremde und dominante Farbe auf den Augenlidern sieht merkwürdig aus und ist eher ein Ausdruck von guter Laune und Clownerie als von gepflegter Eleganz. Wenn Sie das bewußt machen, kann natürlich auch ein blaues Auge gut aussehen. Alles zu seiner Zeit.

Wenn Sie unsicher sind, was Ihnen steht, ist es besser, nur die Augen zu umrahmen und etwas Rouge aufs Lid zu reiben.

WIMPERNTUSCHE

Am besten ist immer noch das Tuschenäpfchen mit Bürstchen, weil diese Farbe nicht die Wimpern zukleistert und ganz natürlich färbt, aber optisch netter ist die Handhabung eines eleganten Mascarastiftes.

Mascara wird immer nach außen zum Ohr hin gebürstet, damit man von vorn den Schwung der Wimpern sehen kann. Sie wirken dann länger.

AUGENBRAUEN

Augenbrauen kann man mit einem sehr abgenutzten Wimpernbürstchen und dunkler Haarfarbe dauerhaft färben, aber besser ist es, das der Kosmetikerin zu überlassen. Diese Korrektur macht viel aus bei farblosen Gesichtern.

Die Augenbrauen dürfen nie zu dünn gezupft werden, sonst wächst nichts mehr nach, wenn breite Balken wieder modern sind.

Zupfen Sie Ihre Augenbrauen immer nur abends, und tupfen Sie sie dann mit einer heilenden, entzündungshemmenden Lotion ab, damit sich die Haut bis zum Morgen wieder beruhigt hat. Die Brauen werden mit einem Bürstchen in Form gebürstet. Alles, was aus der Form geraten ist, kann weggezupft werden.

Wenn Sie die Augenbrauen verstärken wollen, bürsten Sie sie zunächst in Form und stricheln mit einem Stift oder mit einem dunklen Lidschattenpuder die Stellen nach, an denen die Haut durchschimmert. Danach mit dem Bürstchen noch mal leicht verwischen.

MANDELAUGEN

Besonders wenn Sie mandelförmige, dunkle Augen oder helle, schräg stehende Katzenaugen haben, werden Sie sie betonen wollen. Verteilen Sie hellen, farbigen Puder bis zu den Augenbrauen und in die Schläfen hinein. Dann fahren Sie mit einem schwarzen, nicht zu spitzen Kajalstift rundherum um die Augen, immer ganz dicht an und auf der Lidkante entlang. Damit der Strich nicht zu hart ist, wischen Sie mit dem Finger oder einem Schwämmchen die Linie nach. Und nun tuschen Sie die Wimpern kräftig mit viel Schwarz.

SCHLUPFLIDER

Die beim Schlupflid nicht ausgeprägte Lidfalte läßt sich leicht hinmogeln, indem man zuerst das ganze Lid hell ausmalt und dann mit einem dunklen Eyeshadow parallel zu den Augenbrauen auf der Lidfalte eine weiche Schattenlinie zieht. Die Linie nach oben und unten hin mit einem Wattestäbchen verwischen, dann einen Puderlidstrich ziehen und abschließend die Wimpern tuschen.

ENGSTEHENDE AUGEN

Stehen die Augen Ihrer Meinung nach zu eng zusammen, können Sie die Augenhöhle innen an der Nasenwurzel aufhellen. Streichen Sie helle Farbe bis zur Mitte des oberen Augenlids. Das äußere Lid wird etwas verdunkelt, zur Schläfe hin verlängert und oben und unten mit einem weichen Lidstrich eingerahmt, der von der Mitte des Auges ausgeht.

LIDSCHATTENFARBE FÜR ROTHÄUTE

Wenn Sie rote Äderchen im Gesicht haben, Pickelchen oder Pigmentflecken, also insgesamt einen eher unruhigen und zu Rötungen neigenden Teint, sollten Sie auf blaue oder grüne Lidschatten und bunte Wimperntusche ganz verzichten, denn die Farben verstärken den Eindruck von roten Stellen zusätzlich. Wählen Sie lieber matte Grautöne für die Augen und lassen die Lippen nicht extra farbig leuchten, sondern intensivieren Sie nur den eigenen, natürlichen Ton.

SINNLICHER MUND

Für einen verführerischen Mund und eine erotische Ausstrahlung werden die Konturen der Lippen mit einem Konturenstift eine Spur überzogen und dann mit einer kräftigen Farbe ausgemalt. Der Teint bleibt eher blaß, und auch die Augen werden nicht zu stark betont.

Wenn Sie sich am Tag nicht so verwegen schminken wollen und trotzdem Ihren Mund voll und sinnlich erscheinen lassen möchten, umrahmen Sie den Mund mit einem hellbraunen Konturenstift und füllen die Lippen nur mit einem farblosen Lipgloss aus. Dabei verwischen Sie die braune Kontur nach innen. Nun können Sie noch zur Verstärkung des Eindrucks ein bißchen Hellrot oben und unten in die Mitte der Lippen tupfen. Das hält nicht lange, aber für den Fototermin reicht es bestimmt.

Betonte Lippen

Damit Lippenstift, besonders der dunkle, nicht in die Lippenfältchen zieht und ausfranst, sollte man die Lippenkontur vorher mit einem Fettstift eincremen (oder mit einer Kerze aus Bienenwachs!). Es geht aber auch mit jeder Art von Gel; selbst Haargel, das Sie mit einem Pinselchen über und auf der Lippenkontur entlangziehen, eignet sich. Es blockt und schließt die Rillen, strafft und glättet. Diese Pflege macht man noch vor der Grundierung. Dann Make-up auch auf den ungeschminkten Lippen verteilen. Das sorgt dafür, daß der Lippenstift länger hält, denn Make-up verbindet sich wie Doppelkleber mit dem Fettstift.

Wenn Sie wollen, daß Ihr Mund auffällt, wählen Sie generell keinen knalligen Lippenstift, sondern lieber einen dunklen. Ein noch so dunkler Mund wirkt nicht so fremd und künstlich wie stark pink- oder orangefarbene Lippen.

Bei grauer, schwarzer und grüner Garderobe darf der Lippenstift leuchten. Auch Glitzerketten, Schal und lackierte Nägel passen hier gut. Bei einem speziellen Rot in der Kleidung ist es wichtig, entweder genau den gleichen Ton zu treffen oder einen starken Kontrast zu wählen, also zum Beispiel dunkles, blaustichiges Rot zu Hellrosa oder dunkles, gelbstichiges Braunrot zu Orange.

Wer sorgfältig mit Lippenrot umgehen kann, erweckt auf andere nicht nur den Eindruck von gutem Geschmack und gepflegter Eleganz, sondern wirkt auch wach und wird mit besonderer Aufmerksamkeit wahrgenommen.

BETONTE OBERLIPPE

Über der Oberlippe wird die Haut hell grundiert mit Abdeckstift oder heller Lidschattengrundierung. Dann malen Sie mit einem festen Lippenpinsel eine weich verlaufende Linie mit Ihrer Farbe direkt *über* die eigentliche Kontur und füllen die Lippen dann mit der Farbe aus.

SPORT- UND NATURLOOK FÜR DIE LIPPEN

Wenn Sie frisch dem Bade entstiegen sind und in weicher Stimmung den Abend zu Hause verbringen wollen, werden Sie nicht mehr dick auftragen wollen. Tupfen Sie sich Lipgloss mit der Fingerkuppe auf. Ob er leicht gefärbt ist oder transparent, ein feuchtfett glänzender Mund sieht immer rührend aus und ist nur scheinbar ungeschminkt.

Utensilien für ein perfektes Make-up

Natürlich können Sie ohne Ende die Kosmetikregale in den Kaufhäusern leer kaufen, besonders wenn eine neue Jahreszeit anbricht, das Licht sich verändert und damit Ihre Laune, wenn neue Begegnungen auf Sie warten, aber Sie werden Ihre Vorlieben und Gewohnheiten haben und brauchen vermutlich noch nicht mal alle Dinge, die hier genannt werden. Selbst diese «Basis-Schminkutensilien» würden schon jedes Kosmetiktäschchen heillos verstopfen und verschmieren.

Keine Frau braucht alles an Bürstchen, Quästchen und Schwämmchen. Die meisten kommen wahrscheinlich mit einer getönten Tagescreme, Kajal und Lippenstift aus. Um so besser und um so billiger. Aber wenn Sie Lust haben, sich hin und wieder zu verändern oder sich ab und zu perfekt zurechtzumachen, brauchen Sie schon mehr. Dieses sind die wichtigsten Utensilien für ein perfektes Make-up:

 Abdeckstift, hell

für die Vertiefungen neben den Nasenflügeln, die oft gerötet sind, für tiefe und dunkle Augenschatten, für kleine rote Stellen und geplatzte Äderchen, für die Aufhellung der Lippenkontur, wenn die Lippenform verändert werden soll. Heller Abdeckstift wird am besten ein bißchen mit dem Finger verwischt.

Abdeckstift, dunkel

zur Modellierung von Gesichtsformen: dunkle Schatten zaubern in den Hintergrund. Sie können damit ein hervorstehendes Kinn zurücktreten lassen oder die Schatten unterhalb der Wangenknochen betonen (saugen Sie die Wangen ein und schattieren Sie die Höhlung).

 Augenbrauenstift

Weicher Farbstift zum Schattieren und Verstärken der Augenbrauen. Wenn Ihre Brauen ein bißchen unregelmäßig wachsen oder zu dünn gezupft sind, können Sie damit die Lücken ausfüllen und sich markante Brauen stricheln. Die Farbe in kleinen Strichen auftragen und mit dem Wimpernbürstchen nochmals verwischen.

 Grundierung

Flüssige Grundierung wird gleichmäßig über das ganze Gesicht verteilt, am besten mit einem Schwämmchen; wenn Ihnen das lieber ist, auch mit den Fingern. Sie kommt über das mit Abdeckstiften modellierte Gesicht.

 Kajal

Mit diesem besonders weichen Farbstift, den es in vielen Farben gibt, lassen sich die Augen ganz zart umrahmen, entweder an der inneren Wimpernkante oder außen ums Auge, wo man die Farbe noch besser verwischen kann. Bringt die Augen zum Strahlen.

✷ *Kompaktpuder*

Wunderbar für unterwegs zum Nachschminken, allerdings nicht ganz so leicht und perfekt wie loser Puder.

✷ *Latexschwämmchen*

eignet sich perfekt zum möglichst gleichmäßigen Auftragen der Grundierung, verteilt die Farbe gut auch in die feinsten Poren, verhindert scheckige Make-up-Flecken.

✷ *Lidschatten*

in allen Farben zum Betonen der Augen. Sie können Ihre Augenfarbe oder eine Kontrastfarbe wählen, aber beachten Sie: nie zu viele Farben (meistens genügen zwei); niemals harte, künstliche Farben, das macht alt. Verteilen Sie die hellere Farbe über das ganze obere Augenlid bis zu den Brauen, schattieren Sie dann die Lidfalte mit einem dunkleren Ton und betonen Sie dabei den äußeren Augenwinkel. Für festliche Anlässe sind auch Gold und Silber sehr zu empfehlen!

✷ *Lippenkonturenstift*

zum Verstärken, Betonen oder Verändern der Lippenkonturen; verhindert zugleich das Auslaufen des Lippenstifts. Wenn Sie den Mund vorher gut deckend abschminken, können Sie sich fast jede beliebige Lippenform malen. Geschminkte Lippen, die vorsichtig mit einem etwas dunkleren Konturenstift umrahmt werden, wirken sinnlicher und voller.

✹ *Lippenpinsel*

Zum möglichst gleichmäßigen Verteilen der Lippenstiftfarbe können Sie einen kleinen, festen Pinsel verwenden. Die so aufgetragene Farbe soll noch länger halten.

✹ *Lippenstift*

zur Betonung der Lippen. Wenn Sie Ihre Lippen besonders hervorheben wollen, bevorzugen Sie lieber dunkle Töne und vermeiden auf jeden Fall grelle, unnatürliche Farben wie Pink oder Knallorange. Das wirkt kraß und billig.

✹ *Lipgloss*

bringt als zusätzlicher Glanzeffekt die Lippen zum Leuchten. Sie können ihn über den Lippenstift geben, nur mit Konturenstift umrahmte Lippen damit ausfüllen oder einfach nur Gloss tragen – die ganz natürliche Variante der Lippenpflege an ungeschminkten Tagen.

✹ *Pinsel*

kann man wahrscheinlich nie genug haben: für jeden Extrastrich gibt's einen Extrapinsel. Lohnend sind tatsächlich ein guter, weicher Pinsel für losen Puder und Puderrouge sowie einer mit kurzen, weichen Borsten zum Verwischen von Lidschatten und Kajal rund ums Auge, besonders am Unterlid. Dafür eignen sich sonst auch Wattestäbchen. Für den Lidschatten reichen die kleinen Schwammstifte in den Farbdosen, falls Sie nicht ohnehin die Farbe mit dem Ringfinger auftragen.

Puder, loser

fixiert die Grundierung und garantiert, daß das Make-up lange hält. Loser Transparentpuder läßt sich am feinsten verteilen und macht eine wunderbar schimmernde Haut. Schön sind auch Puder mit Glanzpigmenten in Gold oder Bronze.

 Rouge

dient dazu, dem Gesicht Frische zu geben. Tragen Sie Cremerouge direkt über Grundierung oder getönter Tagescreme auf. Verreiben Sie die Übergänge gut. Puderrouge wird mit dem Pinsel über Grundierung und Puder gelegt. Beginnen Sie in der Wangenmitte unterhalb des äußeren Augenwinkels und verteilen Sie die Farbe hoch zu den Schläfen. Ein Tupfer Rouge auf das obere Augenlid macht frische Augen.

 Wimpernbürstchen

zum Auskämmen der getuschten Wimpern, falls ein paar nun zusammenkleben; außerdem zum Bürsten der Augenbrauen geeignet.

 Wimperntusche

auch Mascara, entweder in moderner Form – kleine Röhrchen mit Farbbürsten – oder klassisch als Farbstein, den man mit etwas Spucke anfeuchtet, um mit einem Extrabürstchen oder einem Pappstäbchen Farbe aufzutragen. Es gibt wasserlösliche, die bei Tränen oder Regen wegschwimmt, oder wasserfeste, die aber fettlöslich ist und sich manchmal klammheimlich mit der Tagescreme verbündet und ausläuft.

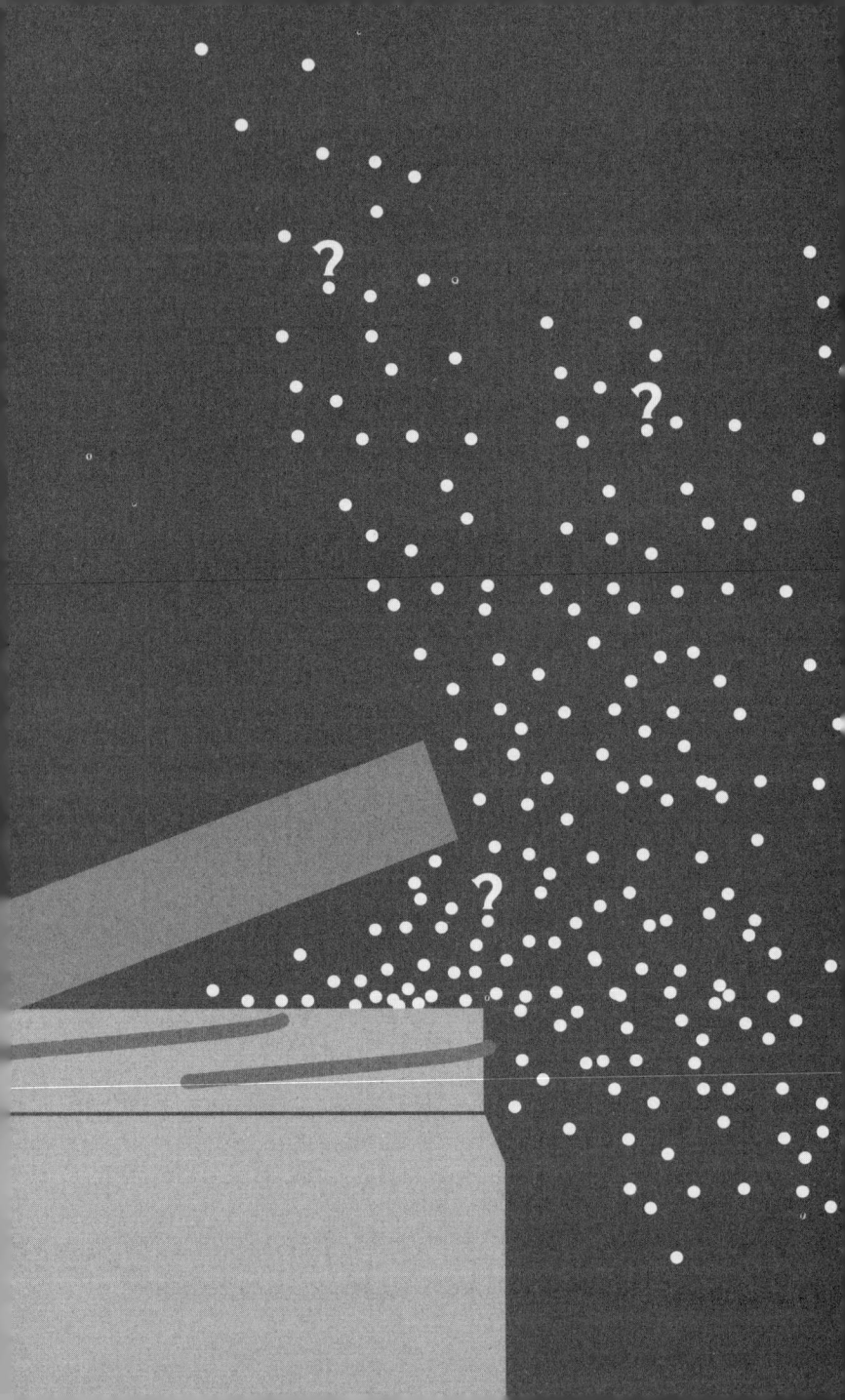

Haut wie Samt und Seide: Rezepte für die richtige Pflege

Ein raffiniertes und gut gemachtes Make-up kann und wird Ihnen immer wieder strahlende Auftritte und schmeichelhafte Komplimente einbringen, doch die – im wortwörtlichen Sinne – «Grundlage» jeder Schönheit ist eine klare und gepflegte Haut. Und das gilt nicht nur für das «kleine Gesicht»: Wangen, Stirn, Kinn und so weiter – sondern auch für das «große Gesicht» inklusive Hals und Dekolleté. Hier werden Sie für eine regelmäßige und genußvolle Pflege belohnt: Die Massagen entspannen Sie und Ihre Gesichtszüge, machen Sie gelassen, genießerisch und schön.

Leider will uns die Kosmetikindustrie einreden, daß wir dafür immer neue, gerade erst im Labor zusammengebraute, aktuellste Forschungsergebnisse berücksichtigende High-Tech-Cremes brauchen, die zudem wieder und wieder in Tierversuchen getestet wurden. Das ist zum größten Teil unnötig. Versuchen Sie auch bei der dekorativen Kosmetik, bei Ihren Make-up-Utensilien, auf Produkte zurückzugreifen, die ohne Tierversuche hergestellt wurden. Es ist nicht nötig, herauszufinden, ab welcher Menge zum Beispiel Kaninchenaugen kein Mascara vertragen. Es reicht, wenn wir das an uns selbst testen.

Leichter können wir den High-Tech- und Testwahn umgehen, wenn wir wenigstens bei der pflegenden Kosmetik auf das setzen, was wir auch essen und sowieso im Hause haben. Auch wenn Sie sich nicht jede Creme selbst herstellen mögen, weil Sie keine Zeit dazu haben und die Panscherei nicht zu Ihren Hobbys zählt, lohnt es sich, einmal kurz darüber nachzudenken, ob es nicht wenigstens ein bis zwei Produkte gibt, die sich durch einfache Zutaten aus der Küche ersetzen lassen. Abgesehen vom Preis ermöglicht das ein größeres Verständnis dafür, wie die Haut funktioniert und was sie braucht. Außerdem sind manche Anwendungen aus dem heimischen Schönheitslabor technisch einfach nicht zu verbessern – wie zum Beispiel die beruhigende Augenkompresse mit Kräutertee. Eine teure Kühlcreme kann keine besseren Ergebnisse hervorzaubern. Darüber hinaus ist die Eigenproduktion für alle empfindlichen Menschen wahrscheinlich die beste Möglichkeit, festzustellen, auf welche Inhaltsstoffe sie allergisch reagieren. Die können Sie dann das nächste Mal einfach weglassen. Bei den High-Tech-Cremes der Gegenwart weiß kaum eine Kundin, was überhaupt drin ist, und selbst wenn alle Zutaten vollständig deklariert wären, ließe sich der Entstehungsweg bestimmter Inhaltsstoffe gar nicht mehr zurückverfolgen.

Die Sachen, die aus Ihrem Kühlschrank und Ihrer Küche kommen, sind also nicht nur ungefährlich und lecker, sondern auf die eine oder andere Weise hilfreich und pflegend. Dieses kleine bißchen Extraaufwand, das Sie sich damit gönnen, beschert Ihnen zudem ungeahnte Luxusgefühle, Entspannung und hält Ihre Schönheit länger jung.

Schon im Alter von 25 Jahren läßt die Immunabwehr nach, und der Mensch braucht ausreichend zusätzlichen Zellschutz, besonders die Vitamine A, E und C, Mineralstoffe und Spurenelemente, Fette und Folsäure, Zink, Kalzium, Magnesium, Eisen, Silizium und Selen. Das wird im allgemeinen einem gut genährten Menschen über die Lebensmittel zugeführt, aber wenn ein erbbedingter Mangel vorliegt, wenn Sie nicht auf Ihre Ernährung achten oder eine Diät einhalten, kann es sinnvoll sein, Vitamine und Mineralstoffpräparate zusätzlich einzunehmen. Besonders wichtig für Haut und Bindegewebe sind die Vitamine E und C als Antioxydationsmittel im Kampf gegen freie Radikale. Erst seit kurzem ist es gelungen, das wasserlösliche Vitamin C nicht nur oral, sondern auch von außen in speziell stabilisierten Cremes für die Haut wirksam werden zu lassen. Vitamin C soll nicht nur Sonnenschäden reparieren, sondern auch kleine Falten und Krähenfüße an den Schläfen mildern können.

Freie Radikale sind, grob gesagt, Sauerstoffatome, denen ein Elektron fehlt und die im Körper räubern, um wieder komplett zu werden. Sie zerstören das Programm von Zellen und beschleunigen so den Alterungsprozeß. Zellteilung und Zellerneuerung verlangsamen sich, Haare wachsen, wo sie nicht sollen, Falten werden sichtbar. Das ist natürlich und passiert sowieso. Rauchen, Trinken, zuviel Ehrgeiz, Streß und Starrheit verstärken diese Entwicklung aber erheblich und sind sowieso Feinde des Lebens. Freie Radikale arbeiten vorzugsweise nachts, beim Zellstoffwechsel, wenn sich die Zellen teilen. So gesehen sind Nachtcremes mit Vitaminen sinnvoll. Auch wer zu Allergien neigt, kann mit D-Panthenol, einer Vorstufe von Vitamin B, und Bisabolol, einem Kamillenwirkstoff, beruhigend gegen entzündliche Prozesse angehen. Oder mit Fruchtsäure, wenn die Haut schuppt und schelbert und zu viele Zellen produziert.

Man kann Nachtcremes auch entspannende ätherische Öle zusetzen, damit der Schlaf tief und erholsam wird. Mehr über Inhaltsstoffe und Pflegewirkungen finden Sie ab Seite 117.

*Vitamin-Gesichtsöl
für den tiefen Schönheitsschlaf*

- *1 Vitamin-E-Kapsel*
- *1 Teelöffel Jojobaöl*
- *1–2 Tropfen Lavendel*

Mischen Sie einen Teelöffel voll Jojobaöl mit dem Inhalt der Vitaminkapsel – das macht die Substanz leichter – und ein wenig Lavendel. Das wird Sie sehr ruhig stimmen, und die Haut kann nächtens Saft und Kraft tanken. (Ein anderes Mal können Sie auch 2 Tropfen Orange versuchen.)

*Reparaturarbeiten
nach einer durchzechten Nacht*

Durch *Akupressur* an den Innenwinkeln der Augen kommt wieder Glanz in den Blick. Klopfen Sie außerdem mit den Fingerkuppen vor den Ohren die Wangen rauf und wieder runter, dadurch verbessert sich die Durchblutung der Gesichtshaut, und das Gewebe wird entstaut. Reinigen Sie Ihr Gesicht sorgfältig, machen heiße und kalte Gesichtsduschen, putzen die Zähne und ziehen ein ganz frisches, helles Blüschen an. Das sieht unschuldig aus und hebt am besten ein angeschlagenes Selbstgefühl. Um den Körper innerlich vom Übel der Nacht zu reinigen, trinken Sie *heiße Brühe und viel Wasser.* Sehr effektiv.

Gesichtsreinigung over forty

Wenn Sie zu den Menschen gehören, die eine eher trockene und empfindliche Haut haben, oder wenn Sie über vierzig sind und die Fett- und Feuchtigkeitsversorgung der Haut ein bißchen nachgelassen hat, sollten Sie Ihr Gesicht ganz vorsichtig reinigen und auf gar keinen Fall mit Alkohol! Benutzen Sie eine sanfte selbstgemachte oder gekaufte Reinigungscreme oder -emulsion und nehmen Sie die Reste mit einem Thermalwasserspray, mit alkoholfreien Tonics, verdünntem Obstessig oder Zitronensaft ab.

Reinigen Sie Gesicht und Hals bloß nicht zu oft und entfetten Sie die Haut nicht zu heftig. Gehen Sie schonend und sanft mit sich um.

Diese Reinigungscreme für trockene Haut bietet im kalten Winter außerdem besonderen Schutz gegen das Austrocknen der Haut:

- *2 Eßlöffel Sonnenblumenmargarine*
- *2 Eßlöffel Kakaobutter*

Beides in einem kleinen Töpfchen auf dem Herd schmelzen, vermischen und weiterrühren, bis die Creme wieder kalt ist. Dann in ein gut verschließbares Töpfchen umfüllen.

⁝ Aprikosenkernreinigung

Vernaschen Sie sechs *Aprikosen* und legen Sie die Kerne in ein Tuch. Nun schlagen Sie die Kerne mit einem Hammer kaputt. In den Trümmern der harten äußeren Schale finden Sie sechs weitere, kleine, weiche, mandelförmige Kerne. Schneiden Sie sie in kleine Stücke und lassen sie trocknen. Dann zerkleinern Sie sie mit irgendeinem Schnetzel- oder Mahlwerk, bis sie die Konsistenz von Kaffeepulver haben, und das Ergebnis heben Sie in einem Döschen auf. Sie können das Reinigungspulver zum Abrubbeln der Gesichtshaut benutzen: so, wie es ist, oder gemischt mit Creme oder flüssiger Seife. Essen Sie viele Aprikosen, sie enthalten viel Vitamin A. Die Kerne auch.

Sie können übrigens statt der Aprikosenkerne auch genausogut Pfirsich- oder Nektarinenkerne nehmen.

⁝ Zitronenrubbelwäsche

Schälen Sie vorsichtig nur die gelbe Schicht einer *Zitrone* ab. Trocknen Sie die *Schalenstücke* im Backofen oder an der Luft und mahlen Sie sie, wenn sie ganz hart und trocken sind, mit einer elektrischen Kaffeemühle oder einem Mixer zu grobem Pulver.

Verschließen Sie das Pulver in einem Töpfchen und mischen Sie vor der Gesichtsreinigung ein wenig Zitronenpulver mit irgendeiner einfachen *Creme,* mit *Pflanzenöl* oder mit *Joghurt* zu gleichen Teilen. Dann haben Sie eine sanfte, duftende Peelingcreme.

Josephines Reinigungsmilch

- *¼ Tasse Aloe-vera-Gel*
- *2 Teelöffel frische Vollmilch*

Es heißt, daß Josephine, die schöne Frau von Napoleon, sich die Visage jeden Morgen mit dieser Milch reinigte. Da die Flüssigkeit wegen der Milch im Kühlschrank aufbewahrt werden muß und es den im achtzehnten Jahrhundert noch nicht gab, ist anzunehmen, daß sich Josephine jeden Morgen aus der Lamäng eine kleine Portion frisch zubereitet hat. Das können Sie auch. Das Gesicht wird sauber, frisch und rosig mit dieser Emulsion. Nehmen Sie ruhig auch Sahne für die Reinigung: Milch und Sahne sind perfekte, natürlich emulgierte Wasser-und-Fett-Verbindungen. Aloe vera fördert die Zellerneuerung und spendet extra viel Feuchtigkeit.

Kräutertonic

- *1 Handvoll Kräuter*
- *Wasser*

Kamille oder Lindenblüten, Lavendel oder Melisse, Fenchel oder Augentrost: Suchen Sie ein Kraut aus, das den Bedürfnissen Ihrer Haut gerecht wird. *Lindenblüte* hat quellende Eigenschaften und reinigt deshalb sehr gut. *Augentrost* und *Fenchel* wirken entzündungshemmend und antiseptisch. Das mögen die Augen besonders gern. *Lavendel* und *Melisse* stärken das Gewebe, und *Kamille* hat heilende Kraft.

Kochen Sie von einem der Kräuter oder auch von einer Mischung einen starken Tee, filtern Sie ihn und lassen ihn abkühlen. Dieser Tee tonisiert Ihre Haut und ist ein gutes Gesichtswasser.

Hilfe bei pickeligen Problemen

Kaufen Sie sich 10 ml des ätherischen Öls vom *Teebaum*. Diese Essenz ist sehr heilsam; wenn Sie sie unverdünnt direkt auf die Stellen tupfen, läßt sie Pickel und Pusteln sehr rasch austrocknen und verschwinden.

Gel für straffe Hälse

- *1 Teelöffel Jojobaöl*
- *¹/₂ Teelöffel Gelbildner*
- *50 ml Hamameliswasser*

Wasser schlückchenweise mit dem pulverigen Gelbildner verrühren, bis die Konsistenz gut ist. Dann 1 Teelöffel Jojobaöl oder ein anderes Pflanzenöl dazugeben. Das Gel wird milchig und kann noch einen kleinen Duft vertragen, vielleicht 1 Tropfen Vanille aus der Backabteilung. Diese Mischung strafft und pflegt. Sie schützt die zarte Halspartie, spendet Feuchtigkeit und schont das Blüschen, da sie schnell einzieht.

Halsöl, schön leicht

- *30 g Jojobaöl*
- *2 Tropfen Geranie*
- *2 Tropfen Eukalyptus*
- *4 Tropfen Salbei*
- *4 Tropfen Bergamotte*
- *6 Tropfen Lavendel*

Das ist ein Halsöl, das nächtens den Hals␣strafft und die Haut ganz seidenweich und geschmeidig macht. Tragen Sie das Öl dick auf und wickeln Sie ein wärmendes Tuch um den Hals.

Honigpflege
für ein knitterfreies Dekolleté

Bei vielen Frauen zeigen sich morgens sehr deutlich kleine Knitterfältchen oberhalb des Busens im Dekolleté. Das wird vor allem durch die Schlafhaltung in seitlicher Lage verstärkt, wenn sich der ganze Oberkörper nach innen einrollt. Sie können mit Gymnastik und Schwimmen die Dehnung nach außen fördern, damit die Sehnen sich strecken und die Schultern sich nicht nach innen neigen. Gegen die Falten zwischen Hals und Busen hilft für einen großen Auftritt an einem besonderen Abend viel Feuchtigkeit. Das gelingt mit einer Schicht guter Hautnahrung.

Tragen Sie dick Honig auf, den Sie 10 Minuten lang einziehen lassen und dann ganz leicht abwaschen können. Sie können auch ein Feuchtigkeitsgel, wie man es für die Augenfältchen verwendet, auftragen, oder eine dicke Lage angewärmtes Speiseöl, am besten aber Jojobaöl. Das wird der Haut ganz sichtlich guttun.

Kühlung für geschwollene Augen

- *2 Bund Petersilie*
- *¼ l Wasser*

Hacken Sie die Petersilie, übergießen Sie sie mit dem kochenden Wasser und lassen sie ziehen. Dann die Petersilie herausfiltern und das Petersilienwasser im Eiswürfelfach des Kühlschrankes einfrieren. Diese Petersilieneiswürfel beruhigen auch die beim Spätfilm vom vielen Weinen angestrengten, geschwollenen Lider.

Gegen dicke Augen

Bei geschwollenen Augen helfen zwei Scheiben *Baguette*, mit *Kartoffelwasser* und *Sahne* getränkt: Legen Sie sich die Scheiben auf die Lider und gönnen Sie sich eine kleine Pause. Sie können entweder Ihr Kartoffelwasser vom Mittag- oder Abendessen nehmen oder sich mit einer zerschnittenen Kartoffel einen kleinen Sud köcheln.

Augenkompressen

Überbrühen Sie zwei *Teebeutel mit schwarzem Tee*, trinken Sie in Ruhe den Tee und legen Sie sich die abgekühlten Beutel auf die Augen. Das Tannin in schwarzem Tee beruhigt angestrengte, müde Augen.

⁞ *Eisklarer Blick*

Um den Blick wieder zu öffnen, wenn Sie mal ganz verheult sind oder aus anderem Grund verschwollen, greifen Sie sich aus dem Eiswürfelfach einen *Würfel aus gefrorenem Schwarztee oder Kräutertee*, den Sie vorsorglich immer aus Resten einfrieren sollten, und legen sich noch einmal kurz hin. Dabei kreisen Sie mit dem Eiswürfel in der Augenhöhle und auf den Lidern. Das hilft gegen dicke Augen und Kopfschmerzen.

⁞ *Augenglätter*

- *1 Messerspitze Gelbildner*
- *20 ml destilliertes Wasser*
- *ein paar Tropfen D-Panthenol*
- *ein paar Tropfen Meristemextrakt*
- *1 Kapsel Vitamin A*
- *ein paar Tropfen Haselnuß- oder Walnußöl*

Die Haut um die Augen herum ist dünn wie Pergament. Sie hat kein Fettgewebe, und deshalb muß sie besonders gepflegt werden.

Rühren Sie zunächst mit Gelbildner und Wasser ein leichtes Gel an. Sie können auch ein fertiges Gel nehmen. Arbeiten Sie dann die Wirkstoffe ein und verteilen Sie das ganz dünn um die Augen herum. Wenn das Gel eingezogen ist, betupfen Sie die Haut zusätzlich mit Aloe-Extrakt. Die Haut fühlt sich nach der Behandlung straff und glatt an.

Augenfältchencreme

- *1 Eßlöffel fette Creme von einer Creme, die Sie schon haben*
- *1 Teelöffel Honig*
- *¹/₂ Teelöffel geschmolzene Kakaobutter*
- *ein paar Tropfen D-Panthenol*

Alles verrühren und sanft von außen nach innen einmassieren. Dann das überschüssige Fett wieder abwischen: Um die Augen herum soll man nicht so viel Fett stehenlassen, weil das bei manchen Menschen zu Stauungen und Schwellungen führt. Außerdem benehmen sich manche Fette wie Kriechöle und ziehen in die Augen hinein, was sehr unangenehm und tränenreich werden kann.

Heilendes Wässerchen für gezupfte Härchen

- *2 Eßlöffel Hamameliswasser*
- *2 Eßlöffel Rosenwasser*
- *1 Eßlöffel Kampferspiritus*

Natürlich könnten Sie die geröteten Stellen auch einfach mit Kornschnaps abtupfen (Alkohol!), aber schöner ist ein selbstgemachtes Gesichtswasser, das Sie extra für kleine Entzündungen im Haus haben. Das zieht die Öffnungen zusammen, desinfiziert und beruhigt die Haut.

Lipgloss mit roter Farbe

- 1 Teelöffel Rizinusöl
- 1 Teelöffel Vaseline
- $1^1/_2$ cm Lippenstift oder verschiedene Reste
- 1 Tropfen Fenchel oder Anis

Lassen Sie alles in einem Töpfchen auf dem Herd schmelzen, verrühren Sie die Masse und lassen Sie sie wieder abkühlen. Dabei geben Sie den duftenden Tropfen in die Masse, füllen sie in kleine Näpfchen um und lassen sie bei offenem Deckel fest werden.

Extraglanz über dem Lippenstift

- $^1/_2$ Teelöffel Bienenwachs
- 1 Teelöffel Kakaobutter
- 1 Teelöffel Mandelöl

Schmelzen Sie alles in einem Topf auf dem Herd und rühren anschließend ein paarmal um, während die Masse erkaltet. Wenn die Substanz fest geworden ist, füllen Sie sie in kleine Töpfchen.

Dieser Lipgloss ist auch unter dem Lippenstift gut zu gebrauchen. Kakaobutter schützt und pflegt und macht die zarte Lippenhaut weich. Der Lipgloss schmeckt ein wenig nach Schokolade.

Minuten-Lipgloss

- *1 Teelöffel Vaseline*
- *1–2 Tropfen ätherisches Öl*

Das ist die einfachste Art, einen effektiven Lippenglanz mit gleichzeitigem Wind- und Wetterschutz herzustellen. Rühren Sie das Öl langsam mit einem Holz- oder Wattestäbchen in die Vaseline. Versuchen Sie es mit Kampfer, der macht rissige Lippen wieder weich, oder auch mit Pfefferminze, Vanille und Anis. Vaseline schützt die Haut vor Feuchtigkeit und Nässe. Vermeiden Sie es trotzdem, sich häufig die Lippen zu lecken. Besonders im Winter springen sie davon leicht auf.

Lippenpeeling

Mit einem zarten Peeling können Sie lose Hautfetzchen von aufgesprungenen, rauhen Lippen entfernen. Einfach, effektvoll und schonend geht es mit einem warmen Frotteewaschlappen. Massieren Sie sanft, aber entschieden die Lippen, und tragen Sie anschließend Honig oder Lippenpflege auf.

⋮⋮ Gepflegte Zähne

Zähne soll man nicht direkt nach den Mahlzeiten putzen, denn da ist durch Fruchtsäuren oder Wein der Säurezustand in der Mundhöhle verändert, und der Zahnschmelz ist etwas angeweicht. Wer dann putzt, trägt auch ein bißchen Zahnschmelz ab. Eine halbe Stunde später haben die im Speichel befindlichen Mineralstoffe den Zahnschmelz wieder gehärtet, und die Bürste kann nichts mehr zerstören.

Neben regelmäßigem Zähneputzen helfen auch Zahnseide und medizinische Zahnhölzer dabei, Ihre Zähne gepflegt, attraktiv und frisch zu erhalten.

⋮⋮ Gurgelwasser

- *1 Teelöffel Wodka*
- *2 Teelöffel Rosenwasser*
- *1 Tasse destilliertes Wasser*

Das Wasser duftet sehr gut, und das Selbstbewußtsein steigt. Man kann strahlender lachen und sich ungeniert fremden Lippen nähern.

Das Wasser eignet sich auch als Gesichtswasser. Wenn Sie keinen Alkohol auf der Haut mögen, lassen Sie ihn eben weg. Rosenwasser allein hat auch keimtötende Eigenschaften und ist trotzdem mild.

Nelken-Munddusche

- $1/4$ Tasse Wodka
- $1/2$ Tasse destilliertes Wasser
- $1/2$ Teelöffel Honig
- $1/2$ Teelöffel gemahlener Zimt
- $1/2$ Teelöffel gemahlene Gewürznelken

Mischen Sie die Zutaten miteinander und schütteln Sie alles, bis sich der Honig gelöst hat. Gießen Sie dann die Flüssigkeit durch einen Kaffeefilter in eine Flasche. Nehmen Sie 4 Eßlöffel und spülen Sie die Mundhöhle 40 Sekunden lang. Das reinigt, desinfiziert und versüßt den Atem.

Sie können statt der gemahlenen Gewürze auch 1–2 Tropfen des ätherischen Öls von Zimt und Gewürznelke nehmen.

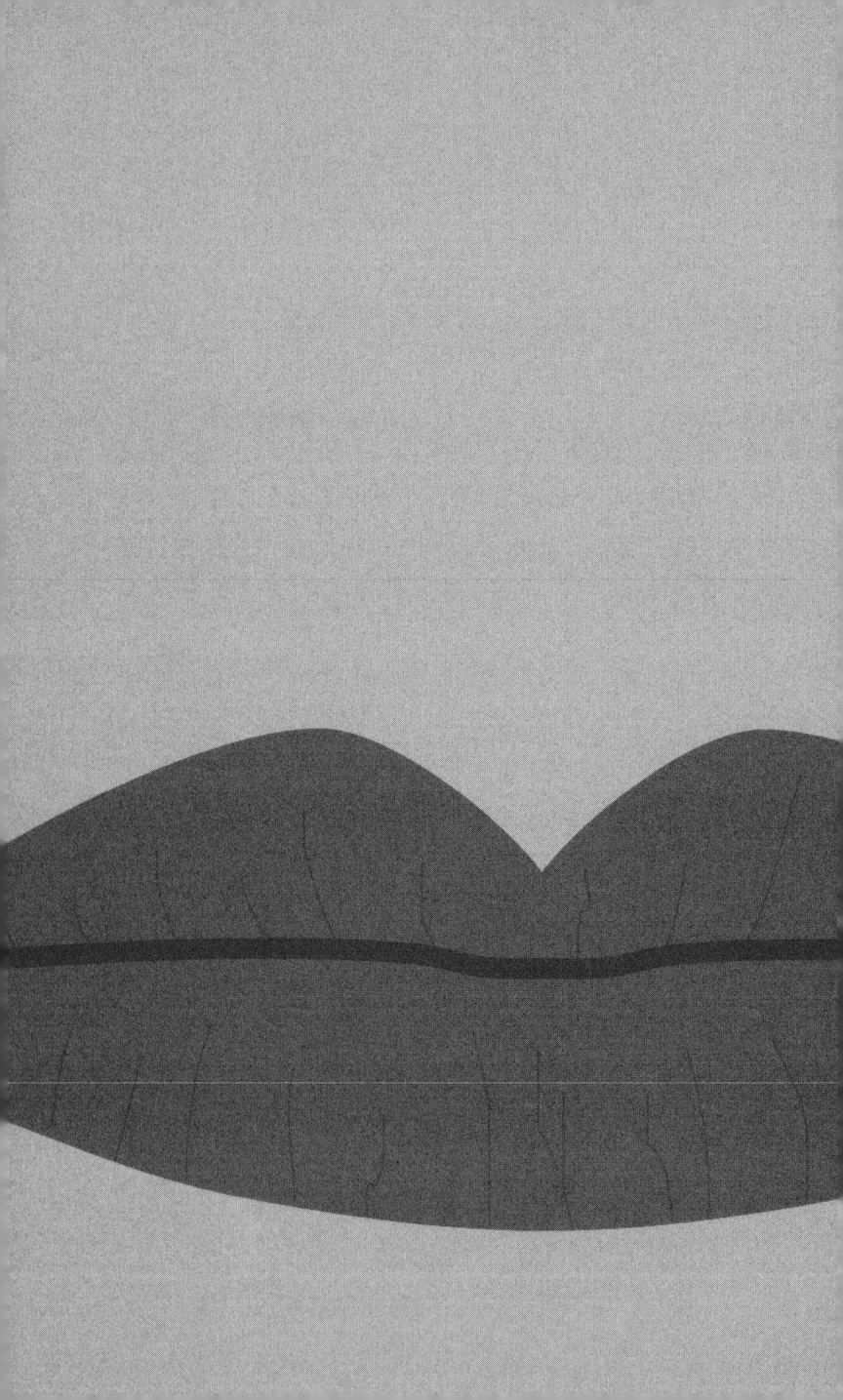

Typische Fehler bei Pflege und Make-up

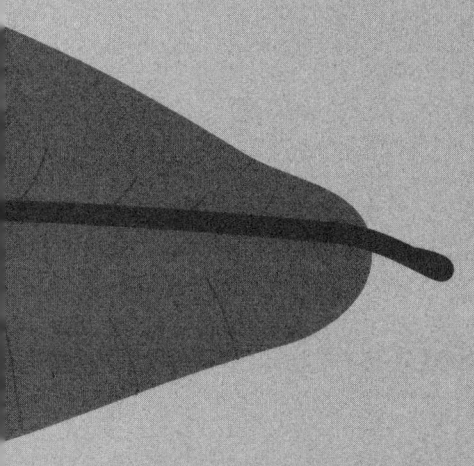

Durch Pflege und Make-up können wir unsere besonderen Vorzüge ins rechte Licht stellen, leider aber auch unsere weniger vorteilhaften Merkmale betonen – wenn wir ein paar einfache Regeln mißachten. Denn ein aufwendiges, aber nicht zum Typ passendes Make-up, ein von lauter Farben und Dauerwellen und Pflegemitteln völlig erschöpfter Haarschopf wirken schnell häßlich und ungepflegt.

Eine Zeitlang haben vor allem ältere Engländerinnen und Amerikanerinnen den Europäerinnen was zu lachen gegeben mit knallblau oder rosa gespülten grauen Haaren und dickem rosa oder weißen Puder im Gesicht, dazu kugelige rote Apfelbäcken. Fehlt nur noch ein aprikosenfarbenes Gewand mit Hut. So sieht die Queen Mum heute noch manchmal aus. Das ist nicht immer schmeichelhaft oder schön, jung wirkt es meist auch nicht, aber lustig ist es. Lebenslustig auf jeden Fall und ganz und gar nicht altbacken, graumäusig, ängstlich oder häßlich. Also nicht zu früh gelacht. Auf jeden Fall ist ein solcher Auftritt nicht einfach, sondern sehr aufwendig. Bei jungen, flächigen Gesichtern mit rosiger Haut kann ein auffallend buntes Make-up hübsch aussehen, auch wenn nur Jeans darunter folgen. Auf älterer, etwas fahler Haut dagegen kann das gleiche sehr ungepflegt und bröckelig wirken, wenn das Gesicht nicht sorgfältig für eine solche Bemalung grundiert wird.

Deutlich wird daran vor allem eins: Die Vorstellungen, was schön und was häßlich ist, was zu jungen oder älteren Gesichtern paßt, ändern sich. Und für den Eindruck, ob eine Person attraktiv und überzeugend oder eher dekoriert und häßlich wirkt, spielen viele Faktoren eine Rolle: die jeweilige Lebenssituation, der Charakter, die eigene Geschichte und vieles mehr. Wichtig ist nur, daß außen und innen übereinstimmen.

Beschädigte Schönheit kann manchmal abstoßend wirken, weil der Betrachter sich davor ängstigt. Schmutz, Verwahrlosung, Nachlässigkeit und mangelnde Pflege sind ziemlich häßlich, ebenso wie überstrapazierte, gebrochene, stumpfe Haare, die ausgebleicht sind und dauerwellengeschädigt. Auch pickelige, entzündete Haut und dunkle, ungesunde Schatten unter den Augen in einem bleichen, blutleeren Gesicht, dem frische Luft und gutes Essen fehlen, schmälern die eigene Ausstrahlung. Gesplitterte Fingernägel mit abgeplatztem Lack und schmutzigen Rändern oder tausend blaue Flecken überall machen auch nicht hübscher. Viele von diesen Häßlichkeiten können wir vermeiden durch ein ausgeglichenes, gesundes Leben, manche nicht.

Eins steht fest: Schäden an der Haut, an Fingernägeln und Haaren entstehen meistens durch zuviel Kosmetik, nicht durch zuwenig. Pflegen Sie Ihren Körper auch, indem Sie ihn in Ruhe lassen und mit nichts als frischer Luft und Wasser behandeln. Lassen Sie nach einem Bad der Haut Zeit, sich zu regenerieren und ihre schützende Fettschicht selbst wieder aufzubauen. Mehr als ein paar Stunden braucht sie dafür nicht, und wenn die Haut dann noch spannt, cremen Sie sie eben nach. Es ist nicht nötig, vorsorglich die Haut mit einer Extraportion Creme zu schützen, außer vor Sonnenstrahlen.

Pflegen Sie sich richtig, indem Sie nicht gedankenlos alles, was gut und kostbar erscheint, auf die Haut reiben, sondern auf sich und Ihren Körper achten. Beobachten Sie die Beschaffenheit von Haut und Haar und stellen Sie fest, welche Bedürfnisse Ihr Körper hat – durch Fühlen und Betrachten.

ZUVIEL SAUBERKEIT

Selbst ein körperlich hart arbeitender Mensch, der tief in Staub und Schmutz wühlen muß und dabei heftig schwitzt, ist nach einmal Duschen oder Baden wieder sauber und muß nicht am Morgen vor der Arbeit schon wieder unter den heißen Strahl. Beim Baden und Duschen geht es wohl auch gar nicht um Sauberkeit, sondern eher um Genuß und um die Tonisierung des Körpers, also um neue Energie. Doch die Körperhaut, die zwar gut durchblutet wird, muß gleichzeitig viel leiden, denn sie trocknet stark aus, besonders wenn sie jedesmal richtig gewaschen, entfettet und dabei parfümiert wird.

Duschen Sie nur einmal täglich. Wenn es ein zweites Mal sein muß, lassen Sie wenigstens die Seife oder das Duschgel weg. Gießen Sie sich einen Rest Kräutertee über den Leib, das reicht.

Baden Sie nur einmal wöchentlich, auch wenn Baden eine der angenehmsten Beschäftigungen bei der gesamten Körperpflege ist. Es gibt kaum etwas Schöneres, als nach irgendeiner Anstrengung in einem duftenden Schaumberg zu versinken. Die Wonne in der Wanne lockert den ganzen Körper und löst alle Anspannungen. Tatsächlich lösen die Tenside in dem duftenden Schaum allen Schweiß und Schmutz, aber auch Hautfett. Wenn die Haut nach dem Bad ruht, kann sie das verlorengegangene Fett innerhalb von ein paar Stunden neu produzieren. Wenn ihr aber durch zu häufiges Baden zuviel Fett entzogen wurde, kommt sie mit der Produktion nicht mehr nach. Dann ist der Fettsäuremantel nachhaltig gestört, die Haut spannt, und es bilden sich Ekzeme. Solche Hautveränderungen werden leider immer häufiger. Ob sie nur durch das häufige Schaumbad kommen, mag dahingestellt bleiben, aber diese Empfindlichkeit sollte durch häufiges Baden nicht noch verstärkt werden. Baden Sie nicht immer in Schaum, sondern auch in klarem Wasser, in Kräuterauszügen und Kräuterölen, in Milch und Honig. Dann bleibt Ihre Haut heil und geschützt.

ZUVIEL LACK

Gepflegte Finger- und Fußnägel sehen perfekt aus, wenn sie lackiert sind. Der Blick auf die eigenen glatten und glänzenden Nägel hebt das Selbstbewußtsein. Aber Sie sollten Ihren Nägeln zwischendurch immer mal wieder eine Pause von einer Woche gönnen. Nagellacke enthalten Harze, pflegendes Protein, Filmbildner, Farbglanzpigmente und Acryl, der weiche Nägel festigt. Nagellack allein ist nicht schädlich für die Nägel. Was ihnen wirklich zu schaffen macht, sind die Nagellackentferner, die mit ihren Lösungsmitteln die Nägel austrocknen. Selbst rückfettende Substanzen helfen da nicht. Wer empfindlich ist, sollte deshalb lieber gar nicht lackieren.

Denken Sie daran, daß Sie Ihre Nägel lieber nicht perlmuttfarben lackieren, wenn diese starke Dellen haben oder sehr unregelmäßig gewachsen sind. Durch Perlmuttglanz fallen diese Unregelmäßigkeiten erst richtig auf.

ZUVIEL PUDER FÜR DIE POREN

Kompaktpuder ist eine feine Sache: Husch, husch – und schon ist das Gesicht ebenmäßig eingedeckt und verpappt. Wenn es mal schnell gehen muß, ist das völlig in Ordnung. Allerdings muß man wissen, daß trockene Haut böse reagiert auf diese Behandlung. Der Puder saugt das Hautfett auf, und die nach dem Schminken abends dringend erforderliche gründliche Reinigung verstärkt den Mangel. Dann kann es sehr leicht zu dicken Entzündungen kommen, die tief in der Haut liegen und schwer zu entfernen sind. Benutzen Sie deshalb Kompaktpuder nur hin und wieder, bei sehr trockener Haut nicht häufiger als einmal in der Woche zu besonderen Anlässen, denn diese Schäden sind nicht ganz einfach wiedergutzumachen. Nehmen Sie fürs Tägliche lieber cremige Make-ups und getönte Tagescreme, da bleibt die Haut weich und geschmeidig. Nur wenn Sie fette Haut haben, verträgt sie Kompaktpuder reichlich.

Zuviel Schaum für die Haare

Wenn Sie fettige, ganz glatte Haare haben, wird es Ihnen ein Bedürfnis sein, die Haare täglich zu waschen. Benutzen Sie dafür extramilde Shampoos, und wenn Sie es bisher vertragen haben, ist ja alles in Ordnung. Wenn sich aber zu den schon übermäßig fettigen Haaren auch noch Schuppen entwickeln und Kopfhautjucken, kann es sein, daß Sie die Kopfhaut schon überstrapaziert haben, daß sie nun im Übermaß reagiert und sich wie Blätterteig aufwirft. Dann können Ölkuren das weitere Austrocknen der Haut verhindern und der Schuppenbildung entgegenwirken. Generell gilt: höchstens einmal täglich shampoonieren, lieber mal nur mit klarem Wasser ausspülen und möglichst milde Shampoos benutzen.

ZUVIEL PEELING

Ein sanftes Peeling einmal pro Woche bei schuppiger, fahler Haut regt die Hautfunktion an, beschleunigt die Zellerneuerung, reinigt, durchblutet und macht einen feinen, rosigen Teint. Wenn Sie aber Ihre Haut zu oft dieser Prozedur unterziehen, um sie besonders gründlich zu reinigen, schrubben Sie sie ab. Sie wird zu dünn und irgendwann wund. Bei roten Äderchen sollten Sie die Gesichtshaut überhaupt nicht peelen, aber bei fetter, robuster Haut, die zu Pickeln neigt, schadet es nichts. Im Sommer sollten Sie nur ganz selten peelen, denn da braucht die zarte Gesichtshaut die zusätzliche Hornschicht als Sonnenschirm. Dann reicht es, wenn Sie Knie, Ellbogen und Füße weichrubbeln. Beim Rubbeln geht übrigens auch die Bräune schneller wieder ab.

ZUVIEL DUFT

Benutzen Sie auch Deos nicht häufiger als einmal täglich, denn sie lösen leicht Allergien aus. Selbst wenn Sie keine derartigen Wirkungen spüren, machen Sie zwischendurch eine Pause von einer Woche und lassen Sie die Haut zur Ruhe kommen. Benutzen Sie in der Zeit unparfümierte Seife und als Deo einen Alaunkristall oder einfach einen Kräuterpuder.

Gehen Sie auch mit Parfums nicht zu verschwenderisch um. Wenn Sie längere Zeit den gleichen Duft bevorzugen, nehmen Sie selbst ihn immer schwächer wahr. Für andere werden Sie dann leicht zur penetranten Duftwolke, und das Parfum umschmeichelt Sie nicht mehr zart, um Ihre Persönlichkeit zu unterstreichen, sondern deckt Sie völlig zu. Am besten wechseln Sie hin und wieder den Duft, um Ihre eigene

Nase wachzuhalten. Experimentieren Sie auch mit Mischungen und selbstgemixten Parfums aus ätherischen Ölen: Damit können Sie ganz individuelle Lieblingsdüfte komponieren und riechen nicht wie alle anderen nach dem aktuellsten Modemief vom Designer XY.

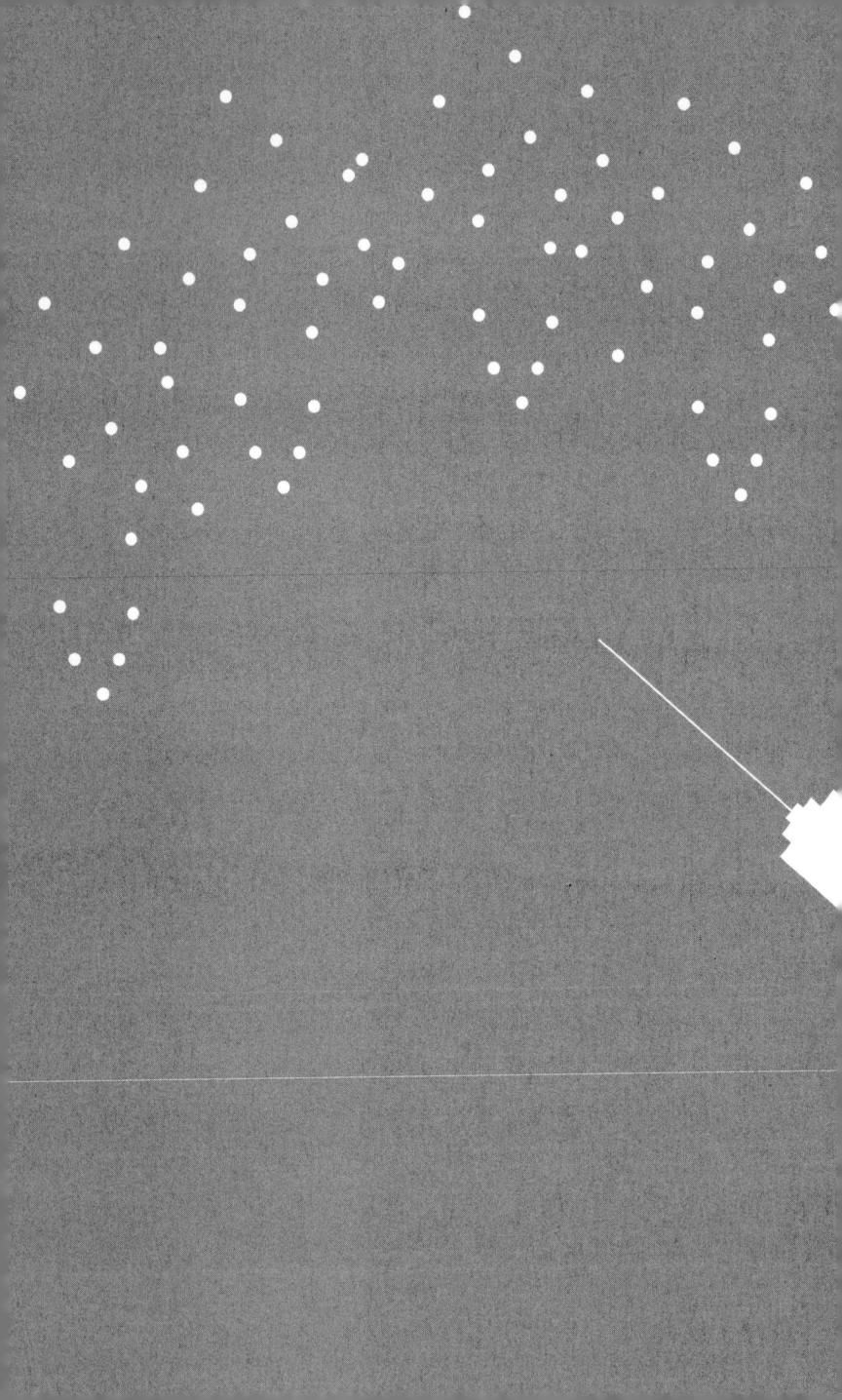

«Schönheits-korrekturen»: Welche Möglichkeiten gibt es?

Vielleicht schauen Sie eines Morgens in den Spiegel und stellen fest, daß Sie anders aussehen als früher. Plötzlich wird ganz offensichtlich, was schon seit längerem geschieht: Sie werden älter. Die Stirnfalten werden tiefer, die Augen blicken müder, Ihre Oberlider hängen vielleicht ein bißchen traurig, und auch die deutlicher werdenden Tränensäcke sind Zeichen dafür, daß die unendlich scheinende jugendliche Anmut nun doch vorbei ist. Außerdem hat die Haut in all den Jahren durch Sonnenbäder, vielleicht auch durchs Rauchen und einen lustigen, weinseligen Lebenswandel allmählich ihren rosigen Schimmer verloren und ist bleich geworden. Das ist für viele nicht schön, sondern bitter. Und vielleicht gesellen sich auch noch Hängebäckchen, ein kleines Doppelkinn, Krähenfüße und Altersflecken zu der Gemeinheit hinzu. Auch unser Gesicht wird älter und trägt die Spuren unseres Lebens. Wenn Sie in Ihrem Gesicht oder in dem einer anderen Frau das Leuchten in den Augen auch unter schweren Schlupflidern entdecken und beim Anblick von Falten immer erst das Lachen sehen, das sie hervorgerufen hat, sind solche Alterserscheinungen für Sie kein Drama. Wenn Sie damit aber fürchterlich unglücklich sind, haben Sie ein Problem. Allerdings kann Ihnen heutzutage ganz gut geholfen werden. Die Fortschritte in der plastischen Chirurgie machen es immer leichter, auch im Alter straff und frisch auszusehen. Mit raffinierten Methoden gelingt es Chirurgen, ein Facelifting so zu gestalten, daß nur die Müdigkeit aus dem Gesicht genommen wird. Das hat nichts mehr zu tun mit dem auf Schallgeschwindigkeit beschleunigten Gesichtsausdruck, den Marlene Dietrich einst trug. Natürlich sollten wir prüfen, ob wir nicht nur Opfer des Wahns von ewiger Jugend und Frische werden, der heute fast überall den Ton angibt. Auch das Alter ist eine eigene Lebensphase, und wenn alle geklonte Gesichter hätten und aussähen wie die Stars in den Illustrierten, wäre das Leben auch wieder grau und langweilig.

Wenn Frauen aber aus den verschiedensten Gründen unter ihrem Aussehen leiden, dann wäre es doch viel zu unerbittlich, sich die Gedanken an die Möglichkeiten von Schönheitskorrekturen zu verbieten.

Vielen eher ungeliebten Veränderungen von Aussehen und Hautbild kann man aber auch sanfter begegnen. Zum Beispiel sind müde, abgespannte Haut, Pickel und hektische rote Flecken meist klassische Zeichen von Streß. Nun können Sie sicher nicht einfach den Streß aus Ihrem Alltag verbannen, sofort Ihre Arbeitshaltung ändern oder gar kündigen, aber Sie können sich bewußtmachen, was dieser Streß für Ihre Gesundheit und auch für Ihr Äußeres bedeutet. Wichtig ist allein, daß Sie, wenn Sie Gelegenheit dazu haben, ein Gegenprogramm starten. Lernen Sie, sich zu entspannen mit Hilfe von Aromamassagen oder Entspannungsbädern, versuchen Sie, mit Hilfe von *Floating* Ihre Sorgen und Spannungen im Salzwassertank wegzuschwemmen, oder üben Sie andere Entspannungsmethoden. Auch die Tai-chi-Bewegungsmeditation, die die Koordination des Atems mit Bewegung anstrebt, hilft Ihnen, Ihren Geist zu beruhigen. Tai-chi läßt Harmonie durch Ihren Körper fließen, Sie werden wieder weich und beweglich, die Züge glätten sich. Wie schön. Ähnliches können Sie mit Hilfe der Achtsamkeitsübungen im Yoga oder durch autogenes Training erreichen. Nehmen

Sie sich Zeit für sich selbst, spüren Sie den Veränderungen in Ihrem Leben, Ihrem Körper und Ihrem Geist nach – und wenn Sie dann immer noch unglücklich sind mit den harten Falten, die sich um Ihren Mund eingegraben haben, dann seien Sie nicht zu streng mit sich. Vielleicht hilft Ihnen ja tatsächlich eine kosmetische Operation, sich wieder wohler zu fühlen. Mal sehen.

Weitere Informationen sowie Adressen finden Sie in dem Kapitel «Gut zu wissen» ab Seite 133.

GLATTE HAUT DURCH AKUPUNKTUR UND UNTERSPRITZUNG MIT NATURHEILKUNDLICHEN PRÄPARATEN

Bei der Behandlung von Kopfschmerz-Patienten mit chinesischer Akupunktur fand man heraus, daß an der Gesichtsseite, in der die Nadeln gesteckt hatten, die Haut viel glatter, frischer und straffer aussah. Die sogenannte Anti-Age-Akupunktur ist zwar in Hongkong schon sehr verbreitet, sie wird aber eher funktionell zur Alterungshemmung eingesetzt und nicht direkt als kosmetische Korrektur von Falten.

In Deutschland wird diese Technik bisher kaum angewandt. Es ist unstrittig, daß durch die verbesserte Durchblutung an den genadelten Hautpartien lokale Verbesserungen des Hautbildes entstehen können, aber es ist nicht sicher, ob die klassische Akupunktur nicht falsch verstanden wird oder gar überfordert ist, wenn man von ihr eine rein kosmetische Wirkung erwartet.

Wenn Sie naturheilkundliche Verfahren bevorzugen, sollten Sie sich vielleicht eher für eine Sauerstoffbehandlung der Haut oder für eine Faltenunterspritzung mit naturheilkundlichen Präparaten entscheiden.

AHA – DIE JAHRE WEGPEELEN

Fruchtsäuren schelbern die oberen Hautschuppen ab und beschleunigen so die Produktion von neuen Zellen, die im Alter verlangsamt aus den tiefen Schichten an die Hautoberfläche wachsen. Diese natürlichen Säuren sind sehr wirkungsvoll und sicher, um die Gesichtshaut zu erfrischen und zu erneuern. Die Fruchtsäure-Konzentrationen, die Sie in speziellen Gesichtscremes kaufen können, überschreiten sicher nicht die einer hausgemachten Erdbeermaske, aber auch die klärt und durchblutet die Haut sehr effektiv. In den USA bekommen Sie in jedem Drugstore Cremes und Lotions, Masken und Gele, die schon eine Konzentration von etwa 8 Prozent Säure aufweisen. Greifen Sie zu, wenn Sie da sind. Wenn Sie so eine Creme einmal pro Tag ein paar Wochen lang anwenden, werden Sie sich wundern. Die Poren wirken feiner, die Haut ist glatter als vorher. Wenn Sie eine hochkonzentrierte, dafür schnellere Behandlung wollen, müssen Sie zum Hautarzt gehen, der eine etwa 30prozentige Säure aufträgt und damit Flecken und kleine Fältchen weitgehend abtragen kann. Das kostet etwa 200 Mark.

BLUE PEEL

Beim Blue Peel, dem blauen Peeling, wird die Haut mit einer Substanz namens Trichloressig-Säure (TCA) behandelt. Die dringt tief ins Hautgewebe ein und färbt es dabei tatsächlich blau. An der Intensität der Farbe erkennt man, wie tief die Säure bereits vorgedrungen ist. Das Gesicht bleibt dann etwa zwei Tage lang blau, bevor die behandelten Hautschichten komplett abgestoßen werden. Danach ist das ganze Gesicht ein sehr empfindlicher, großer Wundbereich, der nach etwa einer Woche abheilt. Dann ist neue, rosa Haut nachgewachsen. Nach etwa zwei Wochen hat sich die Haut fast vollständig regeneriert. Bei sonnengeschädigter, ledriger und faltiger Haut ist das Blue Peel sehr wirkungsvoll. Auch fleckiger Teint und Altersflecken verblassen, und das ganze Gesicht wirkt frischer und glatter und jünger. Diese Behandlung kann nur ein Dermatologe durchführen; sie kostet etwa 800 Mark.

FACELIFTING

Der heftigste Eingriff, um das Gesicht jünger aussehen und Falten verschwinden zu lassen, ist nach wie vor das Facelifting. Doch die Schnitt- und Nähtechnik dieser brutalsten und zugleich simpelsten Art der Verschönerung hat sich in den letzten Jahren sehr verbessert. Man sieht es einem Gesicht nicht mehr so leicht an wie früher, daß seine Besitzerin hat Hand und Messer oder Laser an sich legen lassen. Daß es niemand merkt, ist nämlich immer noch sehr wichtig. Schließlich möchte keine zugeben, daß es ihr schwerfällt, älter zu werden, daß sie Angst hat, unattraktiv zu sein. Und Tricks zur Vervollkommnung der Schönheit sollen ja immer möglichst unerkannt bleiben und natürlich aussehen.

Aber das Problem soll nicht auf diesen einen, sehr simplen Nenner gebracht werden. Es mag auch andere Beweggründe als die Angst vorm Alter geben für Frauen, die im Blickpunkt stehen und sich behaupten müssen. Manch eine fühlt sich schon in jungen Jahren nur sicher, wenn sie ihre Schwächen verbergen kann. Für die, die immer fit und schön und unangestrengt aussehen will oder muß, ist vielleicht irgendwann ein Facelifting die Lösung.

Bei diesem chirurgischen Eingriff wird das Gesicht in verschiedene Felder aufgeteilt, die dann Stück für Stück korrigiert werden: das Doppelkinn wird mit zartem Band nach oben gezogen, der Hals wird wieder schlank und straff, kleine Hängebäckchen werden ein wenig angehoben, Lider und Tränensäcke gerafft und die steile Stirnfalte geglättet. Heute fallen die Schnittmuster nicht mehr auf, weil die Schnitte sehr viel kleiner geworden sind und sich bis in den Haaransatz hineinziehen, wo sie keiner sieht. Ein komplettes Facelifting kostet etwa 25 000 Mark. Im voraus.

Elektrolifting

Softlaser, Ultraschallgeräte und Elektrostimulation mit Myoliftgeräten haben bei Ärzten keinen besonders guten Ruf. Sie werden hauptsächlich in Kosmetikstudios eingesetzt; die Preise schwanken stark. Die Wirkung eines sogenannten Elektroliftings soll darauf beruhen, daß körpereigene Flüssigkeit und Fett durch die Reizung mobilisiert werden, damit das Unterhautgewebe geschmeidig wird und Falten sich zurückbilden. Dabei kann es schon einmal zu Verbrennungen und Entzündungen kommen. Wieweit die kurzzeitige, starke Durchblutung, die diese Behandlung hervorruft, tatsächlich die Gesichtshaut strafft, ist nicht ganz unumstritten. Hier sollten Sie also nicht nur den möglichen eher kleinen Nutzen, sondern besonders die Risiken bedenken. Die «leichten Fälle», denen das bestenfalls helfen könnte, sind mit Yoga und ausreichend Schlaf wahrscheinlich besser dran.

SCHMALE LIPPEN ODER FÄLTCHEN AUFPOLSTERN

Wenn Ihnen die Mittel aus der kosmetischen Trickkiste nicht ausreichen oder Sie keine Lust und Geduld haben, mit Make-up und Konturenpinsel zu korrigieren, können Sie Lippenfältchen oder Mimikfalten auch dauerhaft aufpolstern lassen, wie es einige Models tun. Dazu wird Kollagen oder eigenes Fett unter die Haut gespritzt. Bevor Sie sich dafür entscheiden, überlegen Sie aber auf jeden Fall die Möglichkeit, Ihre Lippenkontur ein wenig korrigierend tätowieren zu lassen.

Wer sich Kollagen spritzen läßt, muß auf jeden Fall einen Allergietest durchführen. Weil Kollagen von etwa 3 Prozent aller Frauen nicht vertragen wird, hat man nach anderen Stoffen für die Aufpolsterung von Fältchen gesucht. Als man begann, Eigenfett aus dem Bauch oder Po in Gesichtsfalten zu spritzen, dachte man erst, das sei nun die sicherste und zugleich praktischste Zwei-Fliegen-mit-einer-Klappe-Lösung. Allerdings hält das Fett nicht länger als Kollagen und muß nach ein paar Monaten schon wieder nachgespritzt werden. Allergien gibt es bei der Eigenfettunterspritzung nicht. Es ist verträglich, darf aber nicht in zu großen Portionen verabreicht werden, weil das Fett sonst von innen abstirbt. Heute wird häufig auch Hyaluronsäure gespritzt, die früher aus Hahnenkamm hergestellt wurde, inzwischen aber synthetisch hergestellt wird. Hyaluronsäure ist manchmal in Cremes als Feuchtigkeitsbinder enthalten und löst weniger Allergien aus als Kollagen. Außerdem baut sie sich langsamer ab. Einmal Lippen- oder Faltenaufpolstern kostet ungefähr 1000–2000 Mark.

ANDERE ZAUBERMITTEL

Die Einspritzung von flüssigem Silikon zu kosmetischen Zwecken ist in Deutschland zwar verboten, wird aber dennoch gelegentlich gemacht. Lassen Sie sich nicht darauf ein: Silikon polstert zunächst gut und gleichmäßig auf, und die Haut sieht großartig aus. Aber Silikon ist eine Zeitbombe: Die ganz kleinen Moleküle können hemmungslos durchs ganze Gewebe wandern und sich dann irgendwo auf der Nase oder am Kinn klumpen oder noch zu ganz neuen Plätzen pilgern. Auch ist Silikon nie mehr vollständig zu entfernen. Am Ende haben Sie vielleicht eine Hexennase.

Damit Falten länger wegbleiben, bedient man sich mehr und mehr künstlicher Materialien wie zum Beispiel Goretex, das Sie sicher aus der Bekleidungsindustrie kennen. Goretex-Fäden werden zum Beispiel an der Oberlippe entlanggezogen, um die Kontur auszupolstern; unter die tiefe Stirnfalte kommt eventuell eine Gewebeplatte aus Goretex. Sitzt der Stoff nicht tief genug, kann man ihn sogar fühlen, wenn man über die Stirn streicht. Diese Eingriffe sind aufwendig, haben aber kein so großes Folgerisiko. Sie kosten etwa 1500 Mark.

BESENREISER
UND BUNTE ÄDERCHEN

Die kleinen oder großen Landkarten mit Flüssen und Straßen, die sich gelegentlich auf einem jungen und fast jedem älteren Frauenbein befinden, werden von ihren Eigentümerinnen bitter gehaßt, obwohl sie für andere weit weniger sichtbar und auffällig sind. Man kann sie mit einigem

Aufwand zumindest für die eine oder andere Badesaison verschwinden lassen. Da es sich um eine Bindegewebsschwäche oder eine Gefäßerkrankung handelt, kann man sich aber nicht darauf verlassen, daß sie für immer wegbleiben. Meistens kommen sie irgendwann wieder.

Andere Frauen haben zwar makellose Beine, aber ein zartes, rotes Netzwerk von geplatzten Äderchen im Gesicht. Auch hier kann man mit durchaus beachtlichen Erfolgen versuchen, die Äderchen verschwinden zu lassen. Doch manchmal kommen sie wieder, manchmal kommen neue.

Über die Ärztekammer können Sie die Adressen von allen Ärzten bekommen, die an Ihrem Ort mit einem Argon-Breitflächen-Laser den roten Äderchen zuleibe rücken. Allerdings sind bisher die Erfolge auf Couperose, also die ganz feinen Äderchen, wie sie im Gesicht auftreten, beschränkt und auf Feuermale und eher flächige Gefäßerweiterungen. Die etwas dickeren Äderchen, die sich seitlich über die Oberschenkel ziehen, werden meistens konventionell erledigt, das heißt verödet. Anschließend muß das Bein 14 Tage lang gewickelt werden. Das ist auch der Grund dafür, daß diese Behandlung vorzugsweise im Herbst, Winter und Frühjahr vorgenommen wird. Im Sommer ist die Wickelei zu warm und beschwerlich. Die Kosten dieser Behandlung müssen Sie mit dem Hautarzt und gegebenenfalls mit der Krankenkasse aushandeln.

Vielleicht läßt sich die Gefäßerweiterung bei strenger Einhaltung aller Vernunftregeln vermeiden, vielleicht auch nicht. Jedenfalls müssen wir das Übel ja nicht durch heftiges Sonnenbaden und unmäßiges Trinken von Alkohol verstärken.

Was Sie bei jeder Schönheitsoperation beachten sollten

Wenn Sie sich für einen chirurgischen Eingriff entscheiden, tragen Sie, genauso wie der Operateur, eine große Verantwortung.

Davon abgesehen, daß Sie ein paar Wochen vor und nach dem Eingriff nicht rauchen sollten, um die Wundheilung nicht zu verzögern, liegt es in Ihrer Verantwortung, sich kundig und auf jeden Fall gut informiert unter das Messer zu begeben. Ein seriöser Chirurg wird es Ihnen nicht verübeln, wenn Sie nach seiner Ausbildung, nach seinen Erfahrungen und der Häufigkeit fragen, mit der er den geplanten Eingriff vornimmt. Er wird es sogar verstehen, daß Sie zur Sicherheit einen zweiten Arzt konsultieren wollen, weil ihm daran liegt, daß Sie voll und ganz hinter der Entscheidung zur Operation mitsamt ihren Risiken stehen. Für Sie selbst ist vor allem wichtig zu erfahren, ob es unterschiedlich raffinierte Methoden gibt. Sie sollen sich nicht nur einem wissenden Heiler anvertrauen wie bei einer Krankheit, sondern zugleich einen «künstlerisch» hochqualifizierten, chirurgischen Handwerker auswählen können, der als Arzt genau abwägen kann, was Ihnen guttut, was harmlos ist oder Ihnen eher schadet.

Und reden Sie über Geld. Gleich und mit verschiedenen Ärzten. Es gibt keine verbindlichen Preisangaben. Am besten lassen Sie sich einen schriftlichen Kostenvoranschlag machen, in dem alle zu erwartenden Kosten, auch die für den stationären Aufenthalt, eventuell anfallende Extrakosten für Nachtschwestern und weiteres freundliches Personal und die Verpflegung enthalten sind. Fragen Sie den Arzt genau aus nach den Präparaten, mit denen er Ihnen zu Leibe rücken will, und – seien Sie neugierig – lassen Sie sich die Originalverpackungen zeigen. Wenn Sie genau Bescheid wissen, sind Sie am besten vor bösen Überraschungen geschützt.

Falls Ihnen trotz aller Vorsicht ein Nachteil entstanden ist, weil die Operation mißglückt ist, wenden Sie sich an die örtliche Landesärztekammer. Die vermittelt Ihnen Gutachter, bei denen Sie feststellen lassen können, welchen Schaden Sie erlitten haben und wer dafür verantwortlich zu machen ist. Und noch ein Tip, bevor Sie zum Telefonhörer greifen: Sie sollten sich darüber im klaren sein, was der Zusatz «GmbH» bei einer Klinik bedeutet. Im Streitfall kann es vorkommen, daß sowohl die Klinikleitung als auch das Ärzteteam sich von dem entstandenen Schaden distanzieren und die Verantwortung dafür jeweils dem anderen zuschieben. Sie müssen wissen, daß Sie im Ernstfall weniger Aussichten auf Schadenersatz haben. Es gibt in Deutschland keine einheitliche Ausbildung für schönheitskorrigierende Maßnahmen und Techniken, keine Qualitätskontrollen, keine einheitlichen Preise. Wägen Sie ab und informieren Sie sich selbst.

Bei einem routinierten Arzt sind Sie sicher gut aufgehoben und sollten sich nicht übermäßig vor der Operation ängstigen. Dennoch muß Ihnen klar sein, daß jeder Eingriff in der kosmetischen Chirurgie riskant ist, denn Sie wissen ja nicht im voraus, ob Ihnen das Ergebnis hinterher auch gefällt. Welche Frau kann mit Sicherheit sagen, ob Sie sich zum Beispiel mit dem ersehnten kleineren, aber keineswegs hübscheren Busen anfreunden kann?

Diese Frage stellt sich natürlich bei einem hochbezahlten, durch Sehnsüchte und Komplexe verursachten Eingriff, und deswegen verlangt ein Schönheitschirurg die Bezahlung üblicherweise auch im voraus.

Auch die nichtchirurgischen Eingriffe zur Schönheitskorrektur bergen Risiken: Ein Lasergerät, das sich jeder Dermatologe und auch jeder praktische Arzt bestellen kann, der mit Schönheitskorrekturen Geld verdienen will, kann durchaus Schaden anrichten, wenn der Vertreter gegangen ist und der neue Besitzer munter drauflosbeamt. Auch beim Peeling mit hochprozentigen Fruchtsäuren kann es vorkommen, daß einem Arzt schwere Pannen unterlaufen, zum Beispiel wenn so viel gepeelt wird, daß sich hinterher nur noch Narbengewebe bilden kann. Implantate können sich entzünden und beim Entfernen zu groben Narben führen.

Natürlich endet so ein Eingriff nicht immer als Horrorgeschichte; es gibt schließlich viele zufriedene Kundinnen. Wichtig aber ist, daß Sie sich der Risiken bewußt werden. Und wenn etwas schiefgeht, wenden Sie sich an die Öffentlichkeit. Bekennen Sie sich zu Ihrer Entscheidung. Die meisten Frauen mögen sich nicht nachwispern lassen, sie hätten sich aus Eitelkeit einem Scharlatan anvertraut. Und so kommen immer wieder viele Pfuscher und Ignoranten davon, ohne für ihre Schuld belangt zu werden.

Die Sonne: mit Vorsicht Ihre Freundin

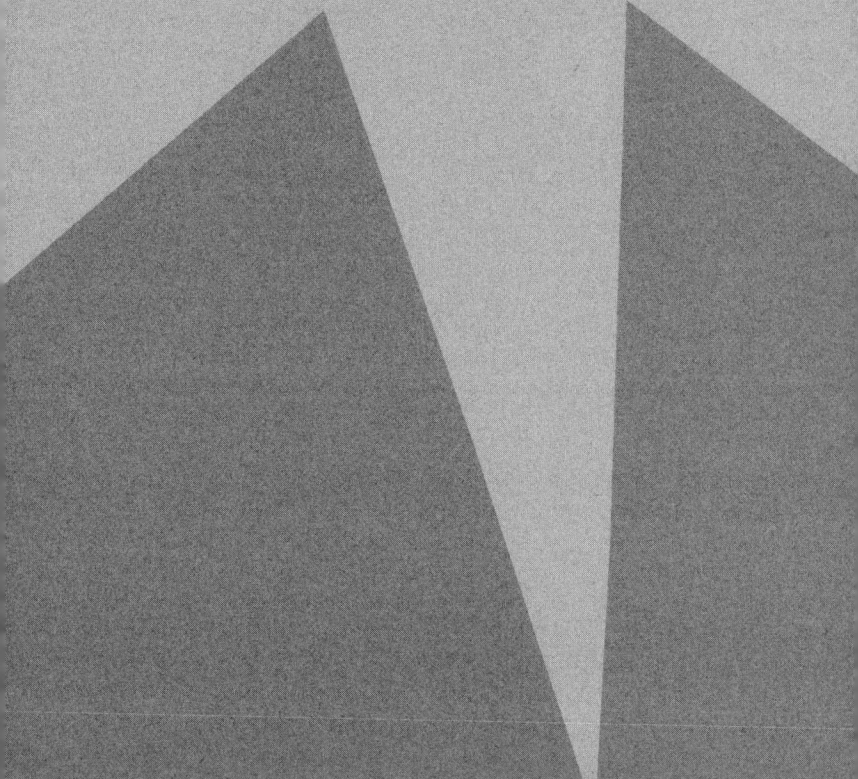

Sonne macht glücklich. Wenn sie strahlt, gucken auch wir gleich viel freundlicher. Ihre Wärme tut uns gut, und fast alle Menschen verbinden die Sonne mit Wachstum und Lebendigkeit.

Doch zuviel Sonne schadet. Ihre UV-Strahlen dringen tief in die Haut ein und greifen das Bindegewebe an. Kollagen und Elastin werden fest und unelastisch. Die Haut kann weniger Feuchtigkeit binden, sie wird faltig. Denken Sie nicht, daß Sie geschützt sind, bloß weil die Fenster geschlossen sind. UV-Strahlen durchdringen Autoscheiben und leicht bis zu einem Meter Wassertiefe; sie schädigen die Haut sogar, wenn der Himmel bedeckt ist und es draußen nieselt. Da Hände und Gesicht fast immer diesen Strahlen ausgesetzt sind, knittert die Haut dort viel schneller als am übrigen Körper. Also muß die blanke Haut täglich vor dem Licht geschützt werden, am besten mit einer Creme, die einen leichten Lichtschutzfaktor enthält. Es gibt einige Pflanzenöle, die einen natürlichen Lichtschutzfilter haben. Sie können sie in Ihre selbstgemachten Cremes einarbeiten oder solo für die Hautpflege verwenden.

Wenn die Haut eine Überdosis Sonne abbekommen hat, haben die UV-Strahlen die Haut verbrannt. Einige Hautzellen an der Oberfläche pellen sich nach wenigen Tagen in dünnen Fetzen ab, darunter erscheint neue, empfindliche Haut. Da, wo die Strahlen in tieferen Hautschichten Zellkerne geschädigt haben, versucht die Haut, die Schäden zu reparieren. Das kann sie wohl zum Teil, aber wenn viele Sonnenbrände nach und nach viele Zellen geschädigt haben, kann die Haut nicht mehr gegenhalten. Die kaputten Zellkerne geben ihre veränderte Erbinformation mit jeder Teilung weiter. So kann jeder Sonnenbrand dazu beitragen, daß irgendwann irgendwelche Hautzellen bösartig zu wuchern anfangen.

Das Problem beim Sonnenbaden ist die richtige Dosierung. Gerade im Frühjahr, wenn Sie das erste Sonnenbad im Skiurlaub nehmen wollen, sollten Sie sehr vorsichtig sein. Helle, weißhäutige Typen mit rötlichen Haaren, blauen oder grünen Augen und Sommersprossen haben nach einem zehnminütigen Sonnenbad bereits genug. Helle und wenig pigmentierte Haut, helle Haare, helle Augen, übrigens auch helle, wenig pigmentierte Brustwarzen deuten auf einen eigenen Lichtschutz von etwa zwanzig Minuten hin. Wenn Sie helle Haut ohne Sommersprossen und gut pigmentierte Brustwarzen haben, können Sie es dreißig Minuten lang in der Sonne aushalten, ohne Schaden zu nehmen. Südländische Typen mit heller oder hellbrauner Haut, dunklen Haaren und braunen Augen, die auch ganz dunkel pigmentierte Brustwarzen haben, spüren erst nach vierzig Minuten Sonnenbad eine leichte Reaktion.

Sie können durchaus gesund braun werden, wenn Sie den Sonnenstrahlen Respekt entgegenbringen und vorsichtig sind. Die äußere Hornschicht der Haut verdickt sich allmählich, und die langsame Pigmentierung bräunt die Haut, was die tiefer liegenden Zellen wie ein Sonnenschirm schützt. Das ist allerdings ein langwieriger Prozeß, und um eine wirksame Barriere nach und nach aufzubauen, reicht ein Sommerurlaub von drei Wochen nicht aus. Also sollten Sie immer auf Lichtschutzprodukte zurückgreifen. Sonnenöle sind mit einem Lichtschutzfaktor von 3–4 für leicht gebräunte Haut geeignet. Sie geben aber keinen richtigen Sonnenschutz, mit dem man im Sommer am Strand grillen kann. Dafür braucht die Haut einen hohen Lichtschutzfaktor, und selbst damit sollten Sie auf keinen Fall länger als eine Stunde in der Sonne bleiben. Schon gar nicht, wenn Sie schon viele Leberflecke haben, denn dann ist, rein statistisch gesehen, das Hautkrebsrisiko ohnehin erhöht.

Wer Juckpusteln bekommt, eine Sonnenallergie hat oder zur sogenannten Mallorca-Akne neigt, sollte Gele ohne Fett, ohne Emulgatoren, mit Vitamin E und hohem Lichtschutz benutzen. Wenn Ihre Haut dafür zu trocken ist, sollten Sie Antihistaminpräparate (zum Beispiel Zyrtec aus der Apotheke) drei Tage vor Urlaubsbeginn einnehmen; das mindert Ihre Anfälligkeit für allergische Reaktionen.

Wie Sie den nötigen Sonnenschutz in Ihre alltägliche Pflege einbauen und Ihre Haut strahlend und samtig-glatt erhalten können, das erfahren Sie auf den nächsten Seiten.

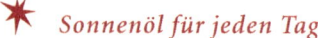 *Sonnenöl für jeden Tag*

- *30 g Sesamöl*
- *10 g Calendulaöl*
- *10 g Weizenkeimöl*
- *Karottenöl zum Tönen*

Alle Öle zusammenmischen, und dann vorsichtig das Karottenöl eintröpfeln. Fangen Sie mit 2 Tropfen an und verdunkeln Sie das Öl weiter, bis Sie die gewünschte Tönung erreicht haben. Sesamöl mit leichtem, natürlichem Lichtschutzfaktor 2–4, Weizenkeimöl mit vielen Vitaminen, heilendes und linderndes Calendulaöl und Johanniskrautöl schützen die Haut vor der täglichen Lichtschädigung.

 Gesichtsöl
für sonnenverbrannte Haut

- *30 ml Johanniskrautöl*
- *etwas Aloe-vera-Gel (Reformhaus)*
- *5 Tropfen Pfefferminze*

Dieses leichte Gesichtsöl kühlt und erfrischt die von zuviel Sonne glühende Haut und nimmt das unangenehme Spannungsgefühl.

✱ After-Sun-Packung

- $1/2$ Teelöffel Gelbildner
- 40–50 ml destilliertes Wasser
- $1/2$ Teelöffel D-Panthenol
- $1/2$ Teelöffel Meristemextrakt
- $1/2$ Teelöffel Calendulaextrakt (keine Tinktur)
- 2 Tropfen Kamille
- 1 Kapsel Vitamin A

Das Wasser schlückchenweise kräftig mit dem Pulver verrühren, und dann kommt alles hinein, wonach die Haut dürstet. Dieses Gel wird messerrückendick aufgetragen und kann wieder abgewaschen werden. Allerdings zieht es sehr rasch ein, wenn man es dünner aufträgt, und dann ist es eben weg. Mit zusätzlich 1 Tropfen *Pfefferminze* können Sie sich die Hitze von den Schultern nehmen. Das Gel kühlt, lindert und beruhigt die gequälte Haut.

Einmal zubereitet, hält es 14 Tage. Sonst muß es konserviert werden mit 1 Tropfen *Paraben K* auf 10 g der Masse, dann hält es einen Monat. Statt das Gel mit Gelbildner anzurühren, können Sie auch einfache Gelantine aus dem Supermarkt nach Anweisung anrühren und mit den anderen Zutaten vermischen.

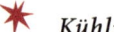 *Kühlung, wenn es doch zu viel war*

Nach dem Sonnenbad, wenn die Haut spannt und gerötet ist, hilft *Aloe vera*. Im Süden wächst die Pflanze überall, aber da sie anspruchslos ist, richtet sie sich problemlos in jedem Haushalt ein, auch im Norden. Auf der ganzen Welt ist diese Pflanze bekannt für ihre heilenden Eigenschaften. Brechen Sie ein Stück vom stacheligen Blatt ab, schneiden Sie es in der Fläche durch und zermatschen Sie es, und reiben Sie sich mit dem Saft die gepeinigten Stellen ein. Falls Sie keine eigene Pflanze haben, können Sie Aloe-vera-Gel oder -Saft auch im Reformhaus kaufen.

 Lichtschutz für die Haare

Vor allem dauergewellte oder gefärbte Haare brauchen Lichtschutz. Pralle Sonne trocknet die Haare nicht nur aus, sondern bleicht sie auch. Wenn Sie zusätzlich im Meer baden oder in gechlorten Swimmingpools und Badeanstalten, haben Sie am Ende Ihres Urlaubs einen spröden Strohkopf. Spülen Sie Ihre Haare nach dem Baden immer gut aus, tragen Sie, so oft es geht, einen Sonnenhut und ölen oder gelen Sie Ihre Haare mit lichtschutzhaltigen Präparaten.

Kokosöl ist das beste Öl für die Haare. Vor dem Waschen aufgetragen, pflegt es sprödes Haar. Es wird wieder geschmeidig, leicht kämmbar und bekommt einen seidigen Glanz. Für Männer kann man Kokosöl mit ein paar Tropfen Sandelholz parfümieren, für Frauen mit Gardenie.

Im Sommer sollte man dieses Öl vor dem Gang an den Strand in die Kopfhaut einmassieren und mit breiten Zinken im Haar verteilen. Das schützt gegen Sonne und Salzwasser. Kokosöl wird, wenn es im Haar verteilt ist, wieder fest. Das wirkt, als hätte man Gel im Haar oder als wäre das Haar naß, aber es ist fett und fest. Das sieht bei einem Lockenkopf hübsch aus und bei straff nach hinten gekämmten Haaren. Auch für Männer ist das sehr schick. Abends kann man das Öl mit einem Shampoo wieder auswaschen.

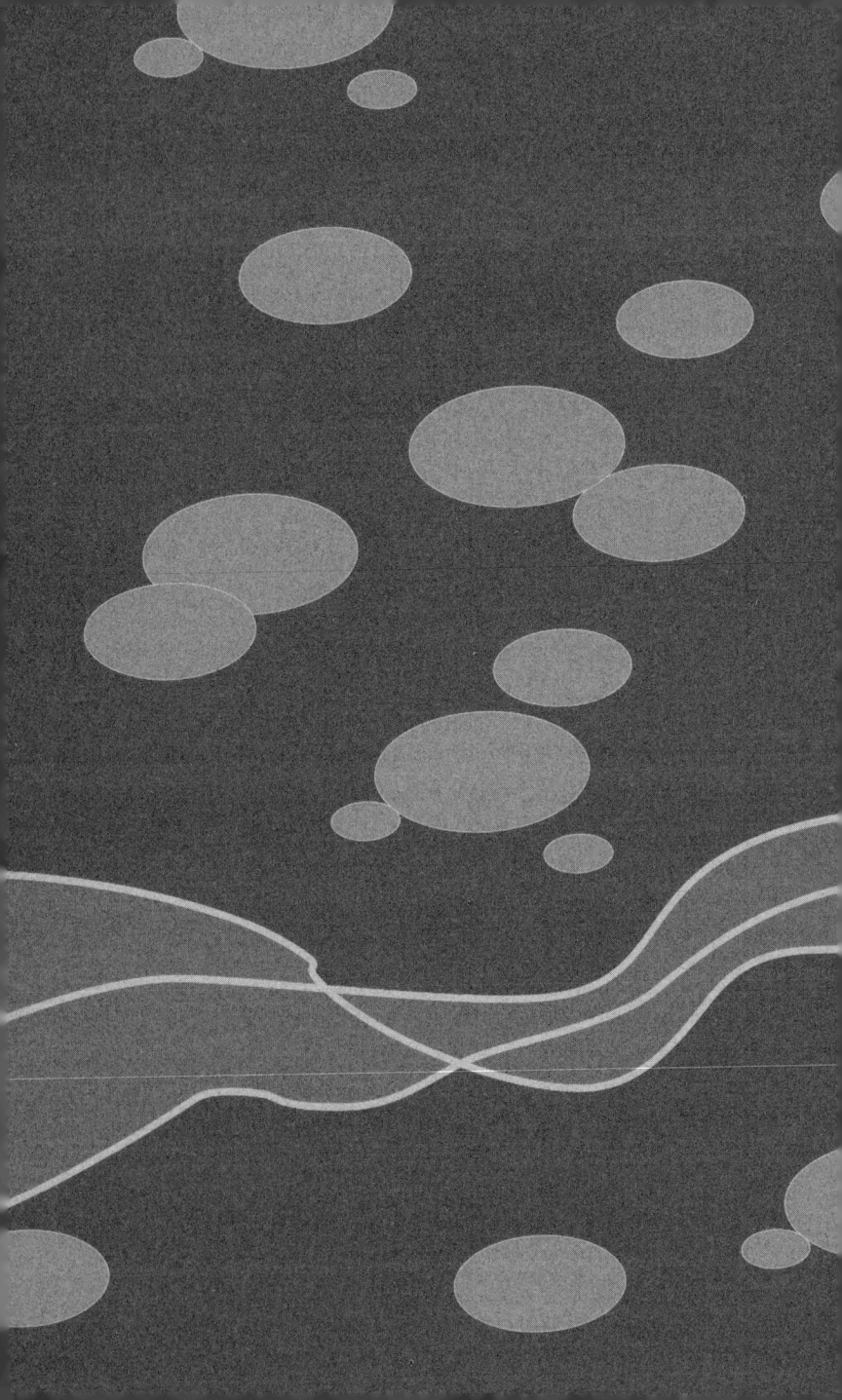

Für Samtpfoten: gepflegte Hände und Füsse

Hände und Füße müssen viel aushalten. Sie tragen uns durch jeden Tag, kommen dauernd mit Hitze und Kälte, Wasser, Luft und Sonne in Berührung und sollen außerdem immer tipptopp gepflegt sein. Früher hieß es: Die Hände sind die Visitenkarte einer Frau. Auch wenn wir heute nicht mehr so etepetete sind und kräftig ins bunte Leben greifen wollen, wünschen wir uns schöne, gepflegte Hände mit gut manikürten Nägeln. Und ein zarter Frauenfuß, womöglich mit hübsch lackierten Fußnägeln, ist appetitlich und steigert die Vorfreude auf erotische Genüsse.

Also müssen wir unseren Extremitäten besonders viel Aufmerksamkeit und ein akzeptables Maß an Pflege schenken.

Wer Nagellacke nicht mag, setzt auf den glänzenden Naturlook. Dabei wird ausschließlich mit Nagelweißstift und Spezialfeilen gearbeitet. Entweder mit Zweiphasenfeilen, Softfeilen, Poliseur – das ist ein Wildlederkissen – und Puder oder mit einer speziellen Feile, die drei unterschiedliche Oberflächeneinteilungen hat. Alte Poliseure aus Elfenbein und Horn findet man manchmal noch in Antikläden und auf Flohmärkten. Aber auch in Drogeriemärkten und Nagelstudios gibt es Polierfeilen oder Wildlederrollen.

Zuerst werden die Fingerspitzen in warmem Seifenwasser gebadet. Besonders weich werden die Nagelränder, wenn Sie vor dem Nagelbad ein bißchen Pflanzenöl in das Nagelbett massieren. Danach kann man dann die Nagelhaut mit einem Hölzchen zurückschieben, zum Beispiel mit einem Bleistiftende oder perfekt mit einem Maniküstäbchen, das einen Gummifuß hat. Gut eignen sich auch Wattestäbchen. Danach schiebt und rollt man die angelöste Haut mit dem Daumen nach hinten. Gewöhnen Sie sich an, die Nagelhaut nach dem Händewaschen regelmäßig mit dem Frottierhandtuch zu massieren und hochzurollen. Dann brauchen Sie garantiert niemals Nagelhautentferner, und die ganze Prozedur wird viel leichter, weil die Hornhautschüppchen weggerieben werden, solange sie noch weich sind. Auf keinen Fall blitzschnell die Nagelhaut abschneiden, sie wächst dann, gut stimuliert, ganz rasch wieder nach.

Gefeilt wird erst, wenn die Nägel wieder trocken und hart sind. Sie werden gerade gefeilt und an den Seiten leicht abgerundet. So können sie nicht einwachsen, und die Nagelhautecken werden geschont. Vom Rand zur Mitte feilen, nicht hin- und herschrubben, sonst fransen die Ränder aus und splittern. Es gibt allerdings inzwischen auch Rundfeilen, die in beiden Richtungen brauchbar sind.

In die ungelackten Nägel Nagelpolierpulver einmassieren und dann fleißig mit einer Polierfeile auf Hochglanz wienern. Die Nägel werden wie gelackt aussehen, ganz fein und elegant. Auch die gefeilte Kante muß poliert werden, damit die Nägel nicht einreißen und man damit über die Nylons streichen kann oder über eine Seidenhemdbrust.

Der eigene Nagelglanz hält mindestens eine Woche und läßt sich rasch wieder auffrischen. Mit dem Nagelweißstift wird außerdem frisches Weiß unter den Nagel gezaubert. Dafür wird der Stift angefeuchtet, so daß sich die Weißpigmente gut verteilen. Jeden Morgen auffrischen, das wirkt sehr gepflegt.

Nagellack steht nicht jeder Frau, und manche Hände sehen damit uralt aus. Farbiger Lack ist nur etwas für perfekte

Nägel. Die sehen toll aus, besonders wenn der Lack eine aufregende Farbe hat wie Schwarz, Dschungelrot, Aubergine oder Blau. Allerdings muß der Lack spiegelglatt und glänzend sein. Sobald er splittert oder stumpf wird, muß er entfernt werden, denn der Anblick ist scheußlich ungepflegt. Wenn Sie feste Nägel haben, macht es nichts, wenn Sie sie ein bis zweimal pro Woche lackieren. Wenn sie weniger widerstandsfähig sind, brüchig und dünn, dann sollten Sie auf jeden Fall eine Lackierpause von ein paar Tagen einlegen und Ihre Nägel in dieser Zeit mit Nagelcremes und Ölen pflegen. Lassen Sie sich mal in einem Nagelstudio beraten. Dort gibt es die neuesten Pflege- und Dekorationsprodukte. Der Gang lohnt sich.

🫘 *Für Samtpfoten*

Hände, die vom Waschen und Putzen rauh und rissig geworden sind, werden durch *Kokosöl* wieder weich. Auch die Fingernägel werden kräftig und festigen sich, wenn das Öl gut einmassiert wird. Kokosöl wird unter 23 Grad fest und erstarrt. Um es wieder weich und flüssig zu machen, stellt man das Töpfchen in warmes Wasser.

🫘 *Handpflegebalsam*

- *6 g Bienenwachs*
- *5 g Kakaobutter*
- *30 ml Mandelöl*
- *5 Tropfen Zitrone*
- *3 Tropfen Kamille*
- *4 Tropfen Lavendel*

Bienenwachs, Kakaobutter und Öl werden miteinander verschmolzen und dann weiter gerührt, bis sie wieder fest werden. Essenzen kommen erst hinein, wenn die Creme lauwarm ist. Dieser Balsam pflegt Ihre Hände tagsüber und auch nachts.

Pflegehandschuh

- *1 Teelöffel Lanolin*
- *1 Teelöffel Vaseline oder Pflanzenöl*
- *etwas Zitronensaft*

Rühren Sie das Lanolin mit irgendeinem Öl an, das Sie gerade im Haus haben. Ansonsten nehmen Sie 1 Teelöffel Vaseline. Nun den Zitronensaft dazutröpfeln und rühren, bis die Creme weiß ist. Diese ganz fette Creme für rissige Hände sollte man am besten über Nacht einziehen lassen. Falls die Bettwäsche gerade frisch ist, kann man mit Baumwollhandschuhen oder -söckchen schlafen gehen. Das ist eine einfache und wirkungsvolle Methode, die Hände in kurzer Zeit glatt und zart zu machen.

Nagelpflege

Zur Pflege kann man ab und zu eine *Vitamin-E-Kapsel* anpiksen und das Öl in die Nägel einmassieren. Auch ein Tropfen *D-Panthenol* hilft. Oder Sie gönnen Ihren Händen mal eine Gesichtsmaske. Auf Kalktabletten für die Pflege der Nägel können Sie getrost verzichten. Kalzium kommt im Nagel nämlich überhaupt nicht vor. Bei Proteinmangel helfen *Gelatinepräparate*. Auch *Biotin*, das ist Vitamin H, ist ein wirksames Mittel gegen spröde und rissige Nägel. Biotin ist in Leber und Hefe vorhanden und auch in Tablettenform in Apotheken erhältlich. Man kann Biotin nicht äußerlich anwenden.

🥚 *French manicure*

Diese Art der Maniküre ist ein Klassiker. Besonders für Frauen, die im Haushalt oder im Garten arbeiten, ist es schwierig, bis zu den Nagelspitzen gepflegt zu sein. Ein Trick schafft Abhilfe: Zuerst werden die Nagelenden mit *weißem Lack* quer über die Spitze lackiert. Wenn Sie das nicht ohne Zittern schaffen, kleben Sie den Nagel mit Klebstreifen unter der hellen Spitze ab. Dann kommt über den ganzen Nagel der *milchige Transparentlack*. Man kann einen kleinen Schmuddel gut dahinter verstecken.

🥚 *Tips zum Lackieren*

Wenn Sie gerne farbige Nägel haben, tragen Sie immer einen Unterlack auf, das verbessert die Haltbarkeit des Farblackes. Außerdem verhindert es, daß sich die Nägel verfärben. Setzen Sie den Farblack mit dem Pinsel in der Mitte des Nagels an und schieben den Lack Richtung Nagelbett. So können Sie am ehesten verhindern, daß der Lack das Nagelbett und die Seitenränder berührt. Den nächsten Strich setzen Sie rechts und links daneben an, aber nun können Sie kurz vor dem Nagelbett beginnen, der Pinsel ist nicht mehr so voll. Sie sollten versuchen, mit drei Strichen, höchstens vier, auszukommen, denn der Lack trocknet schnell und fließt bei mehreren Strichen nicht mehr gleichmäßig ineinander. Tragen Sie eine zweite Schicht erst auf, wenn die erste Schicht ganz durchgetrocknet ist. Falls es schnell gehen soll, tragen Sie ausnahmsweise beide Schichten hintereinander schnell auf und benutzen zum Härten zwischendurch ein Schnelltrockenspray.

Kunstnägel

Wer viel in der Erde buddelt, putzt oder auf Tastaturen einhämmert, wird es schwer haben, gepflegte Fingernägel in Ideallänge vorzuweisen. In dem Fall können Sie es ruhig mal mit künstlichen Nägeln aus dem Nagelstudio versuchen. Das kostet etwas mehr als ein Friseurbesuch, aber die Nägel sind sehr viel strapazierfähiger als die eigenen, die darunter einfach weiterwachsen und den Kunstnagel mit nach oben schieben. Dabei entsteht eine Lücke am Nagelbett, die ungefähr alle zwei bis drei Wochen ausgefüllt werden muß. Das kostet noch einmal die Hälfte. Nach zwei bis drei Monaten sind die Kunstnägel so weit hochgewachsen, daß sie ausgetauscht werden müssen. Denken Sie bei Kunstnägeln nicht nur an funkelnde Raubtierkrallen, sondern auch an dezent milchig lackierte Nägel, die 5 mm über die Fingerkuppe hinausragen. Die neuen Nägel sind insgesamt kostspielig, aber vielleicht lohnt sich der Aufwand ja für eine bestimmte Situation.

🌶 *Nagelweißer*

- *2 Eßlöffel Orangenblütenwasser*
- *1 Eßlöffel frischen Zitronensaft*

Befeuchten Sie einen Wattebausch mit der Mischung und betupfen Sie damit verfärbte Fingernägel. Lassen Sie die Flüssigkeit trocknen und wiederholen Sie die Prozedur noch zweimal. Diese Behandlung können Sie zwei oder mehrere Male in der Woche vornehmen, bis die Fingerkuppen und Nägel wieder aussehen, wie sie sein sollen. Vergessen Sie nicht, hinterher ein wenig Handcreme einzumassieren, denn die Lotion bleicht nicht nur, sie trocknet auch Haut und Nagelbetten aus.

🌶 *Elfenbeinhände*

Reiben Sie Ihre Hände, bevor Sie ausgehen, mit Zitrone ab. Das geht auch mit Zitronenöl, aber eine Zitronenhälfte ist schön praktisch und meistens sowieso vorhanden. Rubbeln Sie mit der ausgepreßten Zitronenhälfte die Nägel ab und drücken dann die Fingerspitzen ganz hinein. Danach die Ränder und Schrunden an den Außenseiten der Zeigefinger bearbeiten. Zitrone ist das beste Mittel gegen Verfärbungen, Flecken und Grauschleier an den Händen. Durch die Fruchtsäure werden die Nägel heller und glatter, und die rauhe Hornhaut löst sich. Anschließend gut mit Handcreme oder Lotion einreiben, sonst trocknet die Haut aus. Werfen Sie ausgedrückte Hälften nie weg, sondern legen Sie sie immer ins Bad oder in der Küche an die Spüle.

Schön lackierte Fußnägel

Kaufen Sie sich im Drogeriemark Zehentrenner. Das sind kleine Schaumgummipolster, die Sie zwischen die Zehen klemmen, wenn Sie Ihre Fußnägel lackieren. Sie sind sehr praktisch, weil die Zehen sich so nicht gegenseitig berühren und den Lack beschädigen können. Außerdem vergißt man auch nicht mehr so leicht, aufzupassen, solange der Lack noch nicht ganz trocken ist.

Nehmen Sie nicht nur den Lack, den Sie auf den Fingernägeln tragen, sondern probieren Sie an den Füßen auch mal originellere Lackierungen aus. Zum Beispiel kann jeder Zehennagel eine andere Farbe bekommen, oder Sie tragen auf ein normales Rot, Blau oder Schwarz einen Glitzerlack auf, der farblos fixiert wird.

Behandlung für weiße Winterfüße

Wenn die Fußnägel gelb sind, kann man jeden Zeh einzeln und nacheinander in eine ausgedrückte *Zitronenhälfte* stecken und ihn gut abreiben. Das stärkt die Nägel, die manchmal weich sind vom langen Winter in engen Schuhen, und auch die bleiche Haut. Richten Sie ab und zu auch ein Fußbad mit ein paar Tropfen *Pfefferminze* und etwas *Essig* an, und wackeln Sie mit den Zehen im Wasser.

🍬 *Schlafsocke für Marzipanfüße*

Ein Sommer am Strand macht die Füße zwar unempfindlich, weil viele Steinchen, Sand und Muschelschalen die Fußhaut trainieren und abhärten, aber es bildet sich auch viel Hornhaut, die, wenn sie nicht weich gehalten wird, spröde, hart und rissig zu werden beginnt. Das kann sehr schmerzhaft werden, weil sich die Risse leicht entzünden.

Weichen Sie die Füße mit warmem Seifenwasser 20 Minuten lang ein. Dann trocknen Sie die Füße und cremen sie dick mit *Ringelblumensalbe* aus der Apotheke ein. Ziehen Sie Baumwollsocken darüber, und legen Sie sich schlafen. Am Morgen sind die kleinen Wunden geheilt, und die Haut fühlt sich geschmeidig an. Wenn Sie das zweimal in der Woche machen, haben Sie bald rosige Marzipanfüße.

🍬 *Fußpeeling*

Wenn Sie die Füße in warmem Wasser gebadet haben und die Haut schön weich und aufgequollen ist, läßt Sie sich ganz leicht mit einem Hornhautschwamm abschrubbeln. Für ein trockenes Fußpeeling können Sie eine beschichtete Feile nehmen.

Seien Sie nicht zu grob mit Ihren Füßen. Schleifen Sie nicht zuviel ab! Nur so viel, daß die kleinen Unebenheiten verschwinden und die Oberfläche sich einigermaßen glatt anfühlt. Wenn Sie zuviel auf einmal abschmirgeln, wird die Haut zu dünn und schützt sich ganz schnell wieder durch die Produktion neuer, dicker Hornhaut.

Olivenölpeeling

- *Olivenöl*
- *Salz*
- *2 Tropfen Pfefferminze*

Geben Sie einen Schuß Olivenöl in Ihre Hand, tröpfeln Sie Pfefferminze und Salz dazu und massieren Ihre Füße gründlich durch, besonders an den Stellen, wo die Haut hart und trocken ist. Das macht die Füße wunderbar weich, und sie duften frisch. Waschen Sie sofort danach Ihre Hände gründlich, damit nichts von der Pfefferminze in Ihre Augen kommt.

Massage zum Abschwellen

Wenn Ihre Füße nach langem Stehen dick sind und sich Lymphflüssigkeit in den Zehen gestaut hat, massieren Sie den Fuß kräftig durch und drücken Sie dabei immer wieder fest die Stelle zwischen Ballen und dem nächsten Zeh und die Mitte der Fußsohle. Am besten bitten Sie einen anderen Menschen darum, denn der Druck ist mit dem Daumen am leichtesten auszuüben.

👄 *Nachtgel für kalte Füße*

- *etwas Gel*
- *4 Tropfen Rosmarin*
- *2 Tropfen Zypresse*
- *2 Tropfen Kampfer*

Nehmen Sie einen Eßlöffel von einem einfach Gel, das für Hände oder Haare gedacht ist (oder Gelin von Dr. Oetker), und mischen Sie die ätherischen Öle dazu. Damit massieren Sie Ihre Füße gut durch und tragen in der kalten Nacht Baumwollsöckchen darüber. Sie können die Öle auch in irgendeine Creme rühren, die schon vorhanden ist, aber wenn Sie die wärmende Mischung auch tagsüber nicht missen wollen, ist ein nichtfettendes Gel sehr viel angenehmer. Steigen Sie in Strümpfe und Schuhe, und Sie haben den ganzen Tag lang warme Füße.

👄 *Tagescreme für heiße Füße*

- *etwa 100 g Gel*
- *ein paar in Schnaps gelöste Mentholkristalle aus der Apotheke*
- *2 Tropfen Kampfer*
- *20 Tropfen Zypresse*

Das Gel macht heiße, dicke Sommerfüße fit und pflegt die Fußhaut.

Erfrischendes Fußgel im Sommer

- *100 ml Gel oder Feuchtigkeitslotion*
- *20 Tropfen Limette, Zitrone oder Bergamotte*
- *20 Tropfen Lavendel*
- *5 Tropfen Pfefferminze*

Mischen Sie die ätherischen Öle in etwas Gel oder in eine dünne Feuchtigkeitslotion, färben Sie das Gemisch mit einem Tröpfchen blauer Lebensmittelfarbe, damit Sie sie von anderen Lotions unterscheiden können, und benutzen Sie die blaue Lotion im Sommer, um Ihre strapazierten Füße zu laben.

Adstringierende Lotion für frischgerupfte Beine

- *1 Glas Kornschnaps*
- *3 Tropfen Thymian*
- *3 Tropfen Zitrone*
- *3 Tropfen Kamille*

Verschütteln Sie alles miteinander und betupfen Sie damit die strapazierte Haut an den Beinen oder nehmen Sie das heilende Wässerchen von Seite 55.

Die beste Enthaarungsmethode

Es gibt verschiedene Methoden, und die beste ist die, mit der Sie gut zurechtkommen, denn alle Methoden haben Vor- und Nachteile. Die Frage ist allein, ob Sie sich gern beraten lassen und ob Sie das Geld haben für eine fachmännische Behandlung.

1. Haare ausreißen mit warmem Wachs

Das tut weh und ist aufwendig. Wenn Sie damit zur Kosmetikerin gehen, was am praktischsten ist, wird es auf die Dauer teuer. Allerdings haben Sie dann auch keinen Ärger mit nicht verbrauchten Resten und dem lästigen Aufräumen eines klebrigen Arbeitsplatzes. Die Kosmetikerin trägt warmes Wachs auf Ihre Beine auf, und wenn es abgekühlt ist, reißt sie es mitsamt der Haare wieder herunter. Danach ist die Haut ein bis zwei Wochen lang makellos.

2. Haare ausreißen mit Kaltwachs und Stoffstreifen

Das tut auch weh, man kann es zu Hause machen, aber es ist nicht ganz einfach. Die Prozedur dauert ziemlich lange, weil meist nicht genügend Stoffstreifen in der Packung liegen. Am Schluß ist alles klebrig, die Streifen müssen zur Wiederverwendung gesäubert werden, aber ein paar Tage lang ist die Haut sehr glatt und schön.

3. Epilieren

Beim Epilieren werden die Haare mit einem speziellen Gerät, das funktioniert wie eine Pinzette, mit der Wurzel ausgezupft. Eine radikale Methode, die leider nicht ganz schmerzlos zu machen ist. Die Haut ist danach stark gereizt und muß pfleglich und antiseptisch behandelt werden. Dafür bleibt sie lange glatt und haarlos.

Nachteilig ist, daß die Haare beim Nachwachsen nicht gleich wieder mit Stumpf und Stiel herausgerissen werden können, sobald sie sichtbar werden. Das geht erst, wenn sie in ausreichender Länge nachgewachsen sind, so daß die kleinen Pinzetten sie zu fassen kriegen. Außerdem wachsen nicht alle der Hunderte von kleinen Beinhärchen gleich schnell. Das gibt dann leider zwischendurch ein sehr unregelmäßiges Bild.

4. Rasieren

Ob elektrisch oder naß: Rasieren ist am schnellsten, einfachsten und billigsten. Es tut nicht weh – es sei denn, Sie schneiden sich mit der Klinge. Für eine einzige Gelegenheit mag diese schnelle Methode reichen, denn der Nachteil ist, daß die Haarstoppeln bereits am nächsten Tag wieder zu fühlen sind. Wenn sie schwarz sind, sieht man sie sogar, und das ist kein schöner Anblick. Also müssen Sie dauernd rasieren.

5. Färben

Wenn Sie einen erträglichen, aber schwarzen Haarwuchs an den Beinen haben, ist es vielleicht besser, Sie entfernen die Haare gar nicht, sondern bleichen sie mit Wasserstoffsuperoxyd aus der Apotheke. Das ist schmerzlos, preiswert, einfach und reicht vielleicht schon aus, um einen haarlosen oder gepflegten Eindruck zu machen, weil die farblosen Haare nicht mehr auffallen.

GUT ZU WISSEN

PFLANZENÖLE FÜR DIE SCHÖNHEIT

Pflanzliche Basisöle eignen sich als Haut-, Gesichts- oder Massageöl. Man kann sie auch untereinander mischen.

ALOE-ÖL

enthält die edelsten Stoffe für die Haut: Enzyme, Vitamine, Proteine und Mineralien. Sie aktivieren die Funktionen der Haut und regen die Feuchtigkeitsregulation an. Die Haut strafft sich. Sie heilt auch gut bei Sonnenbrand. Wird als Basisöl für besonders wirksame Gesichtspflegeöle, für trockene, müde und entzündete Haut verwendet.

AVOCADOÖL

wird aus getrockneten Früchten extrahiert. Es wird kaum ranzig, enthält die Schönheitsvitamine A, B, D und E und ist deshalb für die Hautpflege sehr wertvoll.

CALENDULAÖL

ist ein öliger Auszug aus den getrockneten Blättern der Ringelblume (Calendula officinalis). Calendulaöl ist ein wertvolles kosmetisches Produkt, das heilend und lindernd wirkt.

DISTELÖL

auch Safloröl, ist ein vitaminreiches Öl für trockene Haut und Körpermassagen. Es zieht nicht so schnell ein und bringt einen leichten Lichtschutz.

ERDNUSSÖL

ist ein etwas zähes Öl, das nicht so gut von der Haut aufgenommen wird. Es ist deshalb vorzüglich für Massagen geeignet.

HASELNUSSÖL

für trockene und strapazierte Haut. Unraffiniert hat es einen feinen Nußduft, der besonders gut mit den Düften von Sandelholz, Rose, Tonka und Ylang-Ylang harmoniert. Ein leichtes Öl für das Gesicht.

JOHANNISKRAUTÖL

ist ein öliger Pflanzenextrakt. Er wirkt straffend und hilft bei wunder, unreiner Haut. Nicht in der Sonne benutzen, denn es macht die Haut lichtempfindlich.

JOJOBAÖL

ist ein Heilwachs und für jeden Hauttyp geeignet. Es ist bis zu 25 Jahre haltbar und teurer als Pflanzenöle. Jojobaöl hat sich bewährt bei entzündeter Haut, bei Exemen und Psoriasis und enthält wichtige Vitamine und Mineralien. Da es den natürlichen Lichtschutzfaktor 4 hat, ist es auch als Basisöl für Sonnenöl geeignet, das man für die tägliche Gesichtspflege benutzen kann.

KAROTTENÖL

Vitamin-E-reiches Öl, das in Cremes verarbeitet wird und zur bräunlich-roten Färbung dient, die auch die Haut leicht tönt.

KOKOSÖL

wird schon bei Zimmertemperatur fest. Es wird in der Karibik und in Asien direkt am Strand verkauft und ist auf der Haut und im Haar als Sonnenöl zu verwenden, aber nicht als wirksamer Sonnenschutz.

MANDELÖL

ähnelt dem Hautfett, wird also besonders gut aufgenommen. Für alle Hauttypen, für jung und alt, für empfindliche, trockene und normale Haut.

NACHTKERZENÖL

enthält bestimmte Fettsäuren, die trockene, schuppige Haut gut gebrauchen kann. Manchmal wird es sogar gegen Ekzeme und Neurodermitis eingesetzt. Es ist ein sehr wertvolles und hochgeachtetes Öl.

OLIVENÖL

aus erster Pressung ist sehr wertvoll – in der Kosmetik und als Nahrungsmittel! Es hat einen starken Eigengeruch. Wer sich nicht daran stört, kann sich mit dem guten Salatöl von Kopf bis Fuß einschließlich der Haare bedienen.

RIZINUSÖL

erzeugt einen feinen Glanz und ist deshalb besonders für die Lippen- und Haarpflege geeignet.

SESAMÖL

für trockene Haut. Das Öl hat einen natürlichen Lichtschutzfaktor 4 und wird in Sonnenölen verarbeitet.

SONNENBLUMENÖL

ist trocken, also reich an ungesättigten Fettsäuren und Vitamin E. Für Cremes, Körperlotions und Badezusätze, für fette, unreine Haut.

SOJAÖL

ist ein leichtes, gut hautverträgliches Öl besonders für die fette und unreine Haut. Wird gern in Cremes und Lotions verarbeitet, denn es zieht leicht in die Haut ein.

WEIZENKEIMÖL

Sieht orangerot aus und hat einen strengen Eigengeruch. Es enthält Lecithin, Provitamin A und D und sehr viel Vitamin E. Vitamin E ist zugleich ein natürliches Konservierungsmittel. 20 Prozent Weizenkeimöl in einem anderen Basisöl macht dieses ein paar Wochen länger haltbar.

ÄTHERISCHE ÖLE IN DER KOSMETIK

Tauschen Sie die in den Rezepten angegebenen Essenzen je nach Ihren persönlichen Bedürfnissen und Vorlieben aus. Erhöhen Sie die Mengen nicht, und machen Sie vorher einen Allergietest: Reiben Sie sich ein wenig von dem ätherischen Öl auf die Innenseite des Unterarms. Wenn Sie am nächsten Tag noch keine Reaktion wahrnehmen, können Sie die Essenz in Ihrer Kosmetik verwenden.

BASILIKUM
klärt matte und verstopfte Haut, lindert Wespenstiche

BENZOE
glättet rissige und trockene Haut

CAJEPUT
hilft bei Schuppen, kaputter Kopfhaut

EISENKRAUT (VERBENA)
tonisierend, antiseptisch

EUKALYPTUS
antiseptisch, desodorierend

GERANIE
reinigt und klärt die Haut, tonisierend

JASMIN
für alle Hauttypen, besonders für trockene, sehr empfindliche Haut

KAMILLE
heilt Entzündungen, hilft bei trockener Haut, bei Reizungen, Wunden und Pickeln

KAMPFER
hilft bei Akne und fettiger Haut

LAVENDEL
beruhigend auch bei Akne, Verbrennungen, Schuppenflechte und Sonnenbrand

LEMONGRASS
reinigend und tonisierend bei fetter, großporiger Haut

MELISSE
lindernd bei Insektenstichen, bei Kopfschmerz und Rheuma

MUSKATELLERSALBEI
für Haut und Haar bei Entzündungen und Schuppen

MYRRHE
kühlend und entzündungshemmend bei Wunden und in der Zahn- und Mundpflege

NELKE
bei Entzündungen (Zahnschmerzen), wirkt antibakteriell und reinigend

NEROLI
pflegend und regenerierend in Cremes

ORANGE
entstauend bei Cellulite, aufbauend bei trockener, gereizter und schlecht durchbluteter Haut (Vorsicht, kann auf empfindlicher Haut bei Sonnenbestrahlung Irritationen hervorrufen!)

PATSCHULI
hilft bei rissiger und spröder Haut

PFEFFERMINZE
schreckt Insekten ab und lindert Entzündungen und Hautreizungen

ROSE
Pflegemittel für alle Hauttypen, aber besonders für trockene und empfindliche Haut

ROSMARIN
wirkt antiseptisch und pflegend bei fetter, unreiner Haut und bei Kopfhautproblemen

SALBEI
wirkt anregend auf schlaffe und schlecht durchblutete Haut

SANDELHOLZ
hilft, wenn die Haut juckt und rauh ist

THYMIAN
bei Haarausfall und entzündeter Haut

WACHOLDER
hilft bei fetter, unreiner Haut und bei Kopfhautproblemen

WEIHRAUCH
heilt und belebt entzündete und schlaffe Haut. Manche sagen, Weihrauch verjünge ältere Haut

YLANG-YLANG
gut für fette und beanspruchte Haut

ZEDERNHOLZ
hilft bei Akne und Schuppen, schreckt Insekten ab

ZIMT
hat starke, antiseptische Fähigkeiten

ZITRONE
zusammenziehend und abschwellend, kräftigend, gut bei fetter Haut und Insektenstichen, gutes Haarpflegemittel

ZYPRESSE
bei fetter Haut und roten Äderchen; wirkt zusammenziehend bei schlaffer Haut

VITAMINE FÜR HAUT UND HAAR

Alle Vitamine sind wichtig für die Gesundheit und die Hautpflege. Aber auch für ein schönes Aussehen. Wenn die Haut, die Fingernägel oder die Haare nicht gut aussehen, deutet das auf einen Vitaminmangel und/oder einen Mineralstoffmangel hin. Die fünf Vitamine, die besonders für die Schönheit von Fingernägeln, Haut und Haar zuständig sind, nennt man auch Schönheitsvitamine: es sind Vitamin A, E, B, H und C. Ausgenommen das Vitamin H, wirken sie auch äußerlich auf die Haut. Alle anderen Vitamine werden mit der Nahrung aufgenommen und wirken von innen nach außen.

VITAMIN A

Bei einem Vitamin-A-Mangel wird die Haut extrem trocken und rissig. Vitamin A fördert besonders die Wachstums- und die Erneuerungsprozesse der Oberhautzellen. Das heißt nicht unbedingt, daß alle Menschen mit trockener Haut unter Vitamin-A-Mangel leiden. Wenn der Mensch älter wird, wird auch die Haut trockener. Vitamin A in kosmetischen Pflegeprodukten regt das Wachstum der Hautzellen an, vermindert Faltenbildung und schwächt bereits vorhandene Altersspuren ab. Für die Haare ist Vitamin A genauso wichtig. Fehlt es im Körper, regnet es Schuppen, und die Haare werden brüchig.

VITAMIN E

Vitamin E (alpha-Tocopherol) wird auch das Schutzvitamin genannt. Es schützt die Hautzellen vor dem Angriff der sogenannten freien Radikalen. Das sind aggressive chemische Verbindungen, die Zellen zerstören können. Sie entstehen durch Umweltgifte, durch Zigarettenrauch, oder sie bilden sich von selbst bei zu starker Sonnenbestrahlung der Haut. Wird Vitamin E äußerlich angewandt, schützt es die Haut vor diesen freien Radikalen und vor Schäden, die durch zuviel Sonne entstehen können. Vitamin E hält die Haut zart und weich, denn es bindet Hautfeuchtigkeit. Es ist bei der Hautpflege und in Sonnenschutzmitteln ein ganz besonders wertvolles Vitamin. Aber auch bei der Haarpflege. Vitamin E läßt die Haare wachsen und sorgt für die Farbe, außerdem schützt es die Haare vor Schäden durch die Sonne.

VITAMIN B

Vitamin B, Panthenol, auch Dexpanthenol oder D-Panthenol genannt, wird in der Haut in Pantothensäure umgewandelt. In kosmetischen Pflegemitteln kann es in die unteren Hautschichten eindringen, dort Wasser binden und trockene und empfindliche Haut gesund und geschmeidig erhalten. Vitamin B regt, ähnlich wie Vitamin A, das Wachstum der Hautzellen an. Bei Sonnenbrand beruhigt es und hilft der Haut, sich zu regenerieren, und es heilt kleine Wehwehchen. Fehlt Vitamin B1 oder B6, fallen die Haare aus. Splissiges, trockenes Haar braucht dringend Panthenol, weil das auch im Haar Wasser binden kann und die Haare glänzen läßt.

VITAMIN C

Dieses Vitamin konnte bis vor kurzem nur über die Ernährung aufgenommen werden, da es sich um ein wasserlösliches Vitamin handelt, das nicht äußerlich in die Hautschicht einzuschleusen war. Vitamin C hat große Bedeutung im Kampf gegen freie Radikale und gegen die Oxydation im Körper. Jetzt ist es gelungen, Vitamin C in Cremes zu binden, um auch von außen für die Schönheit wirksam zu werden. Inzwischen findet man es in hochpreisigen Cremes.

VITAMIN H – BIOTIN

wird nur über die Ernährung aufgenommen. Es ist ein wichtiges Vitamin für die Schönheit der Fingernägel und glättet auch die Hornschicht der Haut.

Kosmetische Zusatzstoffe

Alkohol

Für die Kosmetikherstellung wird Alkohol (96 Volumprozent) aus der Apotheke verwendet und nach Bedarf mit Wasser verdünnt. Es gibt auch ein kosmetisches Haarwasser mit 96 Volumprozent, das leicht parfümiert ist und sich ebenfalls gut eignet. Preisgünstiger vergällter Alkohol riecht nicht gut und kommt für Parfums und Cremes nicht in Frage. Nehmen Sie lieber geschmacksneutralen Kornschnaps oder Wodka, wenn Sie keinen so hochprozentigen Alkohol verwenden wollen.

Bienenwachs

besteht aus den entleerten Bienenwaben. Es ist gelb oder weiß gebleicht, läßt sich leicht verbinden mit anderen Fetten und Wasser und ist Bestandteil hochwertiger Cremes. Vorsicht bei Pollenallergien!

D-Panthenol

siehe S. 126, Vitamin B

Gelbildner

Gele lassen sich mit verschiedenen Gelbildnern oder Verdickungsmitteln herstellen: mit Gelatine, einem Kollagen, das aus tierischen Knochen hergestellt und hauptsächlich für Lebensmittel wie Wackelpudding eingesetzt wird; mit Pektin, einem pflanzlichen Gelbildner; mit Alginaten wie Agar-Agar, die aus Seetang und Seealgen gewonnen werden; oder mit Xanthan, einem weiteren, natürlichen Gelbildner, der als Lebensmittelzusatzstoff auch Weichkäse und Salatsaucen streckt. Es gibt aber auch chemische Gelbildner wie PNC 430 in den Geschäften, die kosmetische Zusatzstoffe führen.

GELEE ROYALE

ist ein Drüsensekret der Biene. Es wird in der Kosmetik zur Regeneration der Haut angewandt, zur Glättung und bei großen Poren zur Verfeinerung. Gelee Royale ist reich an Vitaminen und Mineralstoffen, Enzymen und Proteinen.

GLYCERIN

ist stark wasserentziehend und trocknet die Haut aus. In Cremes wirkt die Wasserbindungskraft vorteilhaft, wenn man gering dosiert. Sonst erreicht man das Gegenteil.

HAMAMELISWASSER

wäßriger Auszug aus Blättern und Rinde des Hamamelisbaums. Es hat kräftigende, zusammenziehende und entzündungshemmende Fähigkeiten.

HEFE

ist reich an Vitamin B. Wird innerlich und äußerlich angewandt, besonders bei unreiner, entzündeter Haut. Auch als Bierhefe oder Backhefe im Handel.

HONIG

ist ein besonders tauglicher Feuchtigkeitsspender. Er wirkt gleichzeitig glättend und heilend, entzündungshemmend und zellerneuernd.

KAKAOBUTTER

ist ein Nebenprodukt bei der Kakaoherstellung. Wird oft in Reinigungscremes verwandt, denn sie schmilzt bei Hautkontakt. Man verarbeitet sie gern mit Lanolin, weil sie dessen Klebrigkeit vermindert.

KAMPFERSPIRITUS

Kampfer aus dem Kampferbaum ist ein kristallartiges Pulver mit durchblutungsfördernden, entzündungshemmenden und keimtötenden Eigenschaften. Wird in geringen Mengen in Cremes und Lotions und auch in Parfums verwendet. Kampferspiritus ist das in Alkohol gelöste Pulver (90 ml Alkohol – 96 Volumprozent, 10 g Kampferkristalle, 10 ml Wasser). Nur zum örtlichen Betupfen von Entzündungen.

KOLLAGEN

ist ein Protein, das sich im Bindegewebe von Mensch und Tier befindet und viel Wasser in der Haut binden kann. Deswegen sehen junge Menschen so glatt und prall aus. In späteren Jahren schwindet die Elastizität, was hauptsächlich auf Schäden durch Sonnenbestrahlung zurückzuführen ist. Die wasserbindende Kraft läßt nach, die Haut wird schlaffer. In Cremes zugeführt, kann Kollagen Wasser an der Hautoberfläche binden. Eindringen, von innen her reparieren und regenerieren, das kann Kollagen nicht; Elastin ebenfalls nicht. Dazu sind die Moleküle beider Substanzen viel zu groß.

KOSMETISCHES HAARWASSER

ist billiger als Weingeist oder Alkohol. Es ist dezent parfümiert und bei der Kosmetikherstellung gut zu gebrauchen. Zum Halsabreiben pur oder mit Tee beziehungsweise Wasser verdünnt, ist es auch ein gutes alkoholisches Gesichtswasser.

Lanolin

wird aus dem Fett von Schafwolle gewonnen. In der Apotheke gibt es Lanolin anhydrid. Es ist gelb, wasserfrei und zäh. Seine hautpflegenden Eigenschaften machen es zu einem der bedeutendsten kosmetischen Grundstoffe. Es kann viel Wasser aufnehmen und zieht dadurch leicht ein. In einer Mischung mit Ölen und Kakaobutter wird Lanolin weich und geschmeidig.

Lecithin

ist ein natürlicher, pflanzlicher Emulgator, der in Cremes und Badeölen eingesetzt wird.

Meristemextrakt

ist pflanzliches Zellgewebe, das sich an den Wurzeln und Sprossen von Pflanzen immer wieder neu bildet. Es soll das Zellwachstum anregen, freie Radikale einfangen können und die Allergiebereitschaft senken, speziell bei Sonnenallergien.

Orangenblütenwasser

wird wie auch andere Hydrolate bei der Wasserdampfdestillation von Blüten, Blättern und Rinden gewonnen und in der Kosmetik anstelle von Wasser benutzt.

Paraben K

ist ein Konservierungsmittel: 1 Tropfen in 10 g Creme eingerührt, macht diese für einen Monat haltbar. Da allergische Reaktionen nicht ausgeschlossen sind, testen Sie zuerst 1 Tropfen in etwas Pflanzenöl auf der Innenseite Ihres Unterarms.

ROSENWASSER

wird bei der Destillation von Rosenblüten gewonnen, sehr belebend.

VASELINE

wird durch Erdöldestillation oder künstlich hergestellt. Sie wird von der Haut nicht aufgenommen, da sie mineralisch ist. In der Kosmetik wird sie nur in Schminke und als Schutz gegen Nässe verwendet. In medizinischen Salben bildet sie die Salbengrundlage, in die mit Emulgatoren Medikamente eingearbeitet werden können.

Adressen und Informationen

Stichwort «Schönheitschirurgie»

Deutsche Dermatologische Lasergesellschaft
Karlsplatz 4
80335 München
Tel. 01805/313246
Das ist der Dachverband aller bundesweit tätigen Dermatologen, die moderne Methoden der Laserchirurgie mit verschiedenen Geräten anwenden.

Vereinigung der deutschen plastischen Chirurgen
und Deutsche Gesellschaft für Ästhetisch-Plastische
Chirurgie
Bleibtreustraße 12a
Tel. 030/8855 1615
Fax 030/8851067
In der Geschäftsstelle wird man Ihnen Ihre Fragen beantworten und auch Adressen von Fachärzten nennen können.

Für die Verödung von Besenreisern wenden Sie sich bitte an einen Hautarzt. Weitere Adressen und Informationen bekommen Sie in der Ambulanz der Universitäts-Hautkliniken in Ihrer Nähe, wo man Ihnen Adressen von Ärzten nennen sowie Behandlungsmethoden erläutern kann.

Stichwort «Sanfte Schönheit und Entspannung»

Akupunktur und Naturheilverfahren

Institut für chinesische Akupunktur
Eppendorfer Weg 269
20261 Hamburg
Tel. 040/463322 und 465752

Hier können Sie sich beraten lassen über Akupunktur, kosmetische Sauerstofftherapien und Faltenunterspritzung mit naturheilkundlichen Präparaten.

Tanks und Floating

Samadhi Bio Cybernetics
Postfach 2141
50355 Erftstadt/Köln
Tel. 02235/74447

Dieses ist ein Geräthersteller, bei dem Sie aber auch die Namen von Privatpersonen und von öffentlichen Zentren erfragen können, wo Sie in Salzwassertanks steigen dürfen.

Zentrum des Zyklons
Stubenrauchstraße 28
12116 Berlin
Tel. 030/8529797

In diesem Zentrum ist ein Samadhi-Tank vorhanden, und es gibt Veranstaltungen für die Entspannung von Körper und Seele.

Energie- und Balancetechniken

Neo Holistic Institut
Zentrum für Gesundheit und Bewußtsein
Praxis Kathrein
Germaniastraße 10
80802 München
Tel. 089/2015028

Hier erhalten Sie Informationen über Reiki und darüber, wie Energien über die Chakren in den Körper gelangen, über Yogaschulen und andere Zentren der Energiebehandlung in Deutschland.

Netzwerk für Taijiquan und Qigong
Eppendorfer Landstraße 164
20251 Hamburg
Tel. 040/4604365

Hier bekommt man Kontaktadressen für die chinesischen heilgymnastischen Übungen, die der gesundheitlichen Balance dienen. «Taijiquan» ist die neue, international vereinbarte Schreibweise des noch weit verbreiteten Begriffs «Tai-Chi».

Berufsverband Deutscher Yogalehrer
Heinrich-Grob-Straße 48
97250 Erlabrunn
Tel. 093 64/47 97

Fragen Sie nach Adressen von Yogaschulen in Ihrem Ort.

BEZUGSQUELLEN

Die meisten Zutaten bekommen Sie ganz einfach in Apotheken, Reformhäusern, Kräuterhandlungen oder sogar im Supermarkt. Ätherische Öle und spezielle Zutaten finden Sie in besonderen Geschäften oder auch im Versandhandel. Dort werden Ihnen die bestellten Artikel zugeschickt. Am besten rufen Sie an und lassen sich eine Preisliste sowie Prospekte schicken. Außerdem können Sie in Ihrem Branchentelefonbuch nachsehen – unter diesen Stichwörtern: Aromatherapie, Ätherische Öle, Gesundheit, Gewürze, Kosmetikzubehör, Kräuter, Natur und Parfum.

SPINNRAD-ZENTRALE
Am Luftschacht 3a
45886 Gelsenkirchen
Tel. 02 09 / 17 00 00
Fax 02 09 / 17 00 40
In über 40 Filialen in ganz Deutschland gibt es alles, was zur Kosmetikherstellung nötig ist, auch Töpfe und Flaschen. Einige Filialen halten außerdem auch «Kosmetik-Rührkurse» ab. Rufen Sie an, dann bekommen Sie ausführliches Material über die Produkte.

Secret emotion

Ottenser Hauptstraße 44
22765 Hamburg
Tel. 0 40 / 3 90 29 30
Fax 0 40 / 3 90 05 86
Ein gutsortiertes Geschäft, das so hübsch und anregend ist, daß man es sich auch ansehen sollte, wenn man zufällig mal in Hamburg ist. Unter anderem gibt es dort gute Blüten- und Kräuterwässer (Hydrolate) und die Bourbonvanille-Essenz.

Kosmetik-Bazar

Logerstraße 4
27711 Osterholz-Scharmbeck
Tel. 0 47 91 / 83 26
Der Kosmetik-Bazar ist nicht nur ein Laden, sondern auch ein Versandhandel. Wenn Sie dort anrufen, wird man Ihnen eine Liste aller Kosmetik-Bazare in Deutschlands Städten schicken. Das sind über 30 Geschäfte.

Neumond – Düfte der Natur

Mühlfelder Straße 70
82211 Herrsching
Tel. 0 81 52 / 88 00
Hier finden Sie Basisöle und ätherische Öle in großer Auswahl.

Schönes Leben
Rowohlt

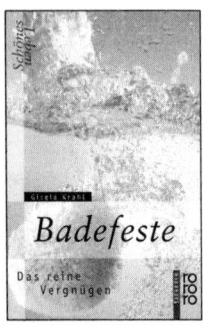

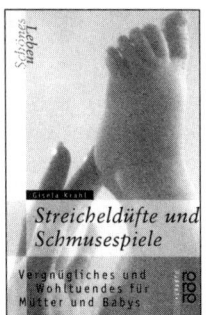

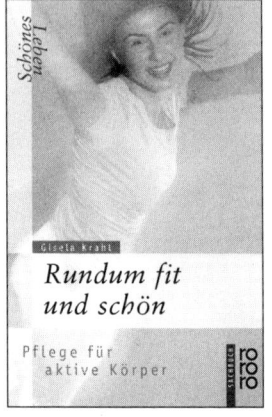

Badefeste! Mit tausendundeinem Rezept läßt sich der Genuß vervielfachen: Samt-, Milch-, Kräuterbäder und viele andere betörende Ideen.
60193/DM 12,90/öS 94,-/sFr 12,50

Streicheldüfte! Welch ein Genuß, mit einem duftenden Baby zu schmusen und zu spielen – Cremes, Massageöle, Badelotionen …
60191/DM 12,90/öS 94,-/sFr 12,50

Sechs Bände von Gisela Krahl mit Rezepten, Ideen und Tips zu den Themen Schönheit, Wohlfühlen und Sinnlichkeit.
60190/DM 12,90/öS 94,-/sFr 12,50

Strahlende Augen, schöne Lippen
60195/DM 12,90/öS 94,-/sFr 12,50

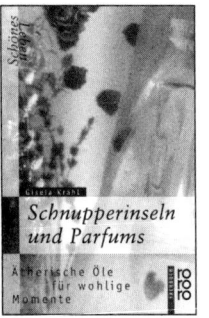

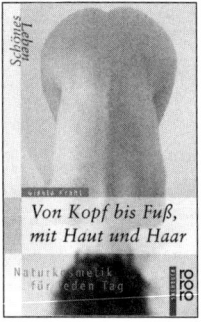

Schnupperinseln! Düfte besänftigen, stimulieren oder bezaubern uns – ätherische Öle, Parfüms, Duftwässerchen, Aromamassagen u.v.m.
60192/DM 12,90/öS 94,-/sFr 12,50

Naturkosmetik! Tips und Rezepte für die ganze Familie: Cremes und Öle für groß und klein, Pickelwässerchen, Masken und Packungen.
60194/DM 12,90/öS 94,-/sFr 12,50

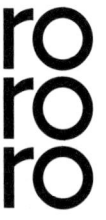

GISELA KRAHL
ÜBER
chaotensichere Rezepte
natürliche Schönheit
Lust und Liebe

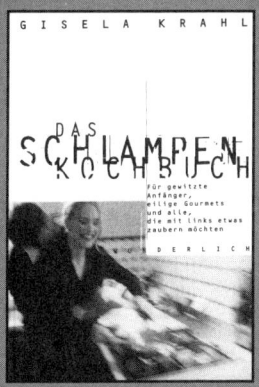

Unerwartete Gäste und nichts im Haus? Mit dem «Schlampen-Kochbuch» zaubern Sie chaotensichere Rezepte, die jeden Fast-Food-Service schlagen!
160 Seiten. Zahlr. 2fbg. Abb. Lam. Pappband
DM 32,–/öS 234,–/sFr 29,50

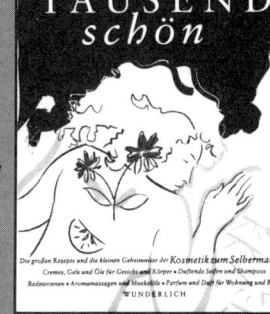

«Tausendschön» verrät Ihnen große Rezepte und kleine Geheimnisse der Kosmetik zum Selbermachen.
176 Seiten. Zahlr. 2fbg. Abb. Gebunden
DM 48,–/öS 350,–/sFr 44,50

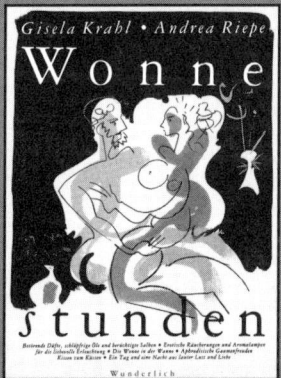

Von betörenden Düften, schlüpfrigen Ölen, berüchtigten Salben, erotischen Räucherungen und aphrodisischen Gaumenfreuden. Erleben Sie mit «Wonnestunden» einen Tag und eine Nacht lauter Lust und Liebe.
192 Seiten. Zahlr. 4fbg. Abb. Gebunden.
DM 49,80/öS 364,–/sFr 46,–

bei WUNDERLICH

Ernährung

Neal Barnard
Iß dich fit *Die vitalisierende Kraft natürlicher Ernährung*
(rororo sachbuch 60534 / ab Juli 1998)
Wir erfahren, welche natürlichen Nahrungsmittel den Knochenbau festigen, die Arterien reinigen, den Stoffwechsel ankurbeln und das Körperfett reduzieren, die Haut verjüngen und das Immunsystem stärken, so daß man nicht nur um Jahre jünger aussieht, sondern sich auch frisch und energiegeladen fühlt.

Carine Buhmann
Beiß nicht gleich in jeden Apfel *700 Tips zur gesunden Ernährung*
(rororo sachbuch 19781)
Über 700 Fragen aus verschiedenen Bereichen der gesunden Ernährung werden auf kompetente, leichtverständliche Weise beantwortet.

Gudrun Via Dalla
Power-Nahrung fürs Gehirn *Tips und Rezepte für mehr Konzentration und Kreativität*
(rororo sachbuch 60371)

Helmut F. Kaplan (Hg.)
Warum ich Vegetarier bin *Prominente erzählen*
(rororo sachbuch 19675)

Helmut F. Kaplan
Leichenschmaus *Ethische Gründe für eine vegetarische Ernährung*
(rororo sachbuch 19513)

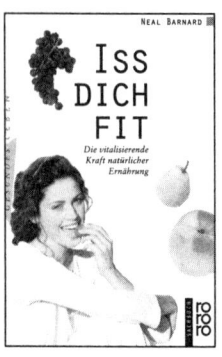

Herbert Jost
Wege zum Wunschgewicht *Schlank und gesund mit dem Kombi-Programm*
(rororo sachbuch 19792)
Mit dem dreiteiligen Kombi-Programm und vielen wertvollen Tips können Sie Ihr Wunschgewicht langfristig halten.

Robyn Landis
BodyFood *Schlemm dich schlank und fit*
(rororo sachbuch 60278)

Regina Naumann
Bioaktive Substanzen: die Gesundmacher in unserer Nahrung *Heilstoffe und ihre Wirkung. Einkaufstips und Rezepte*
(rororo sachbuch 60211)

ÖKO-TEST Ratgeber Ernährung
Herausgegeben von Rüdiger Dammann
(rororo sachbuch 19171)

rororo gesundes leben

Ein Gesamtverzeichnis aller lieferbaren Titel der Reihe *rororo gesundes leben* finden Sie in der *Rowohlt Revue*. Vierteljährlich neu. Kostenlos in Ihrer Buchhandlung.

Gesundheit rundum

Annette Bopp / Gerd Glaeske
Was hilft? Medikamentenführer für Frauen
(rororo sachbuch 60176)

Gisa Briese-Neumann
Herausforderung Stress
Gesund durch Körper- und InnerManagement
(rororo sachbuch 60212)

Cherry Hartman /
Julie Sheldon Huffaker
Über den Wolken *Entspannt fliegen, erholt ankommen*
(rororo sachbuch 60237)

Dietmar Juli /
Angelika Schulz
Stressverhalten ändern lernen
Vorbeugung und Hilfe bei psychosomatischen Störungen und Krankheiten
(rororo sachbuch 60214)
Jedes gesundheitsschädliche Stressverhalten ist Folge einer psersönlichen Entwicklung, die erkannt werden muß, damit Änderungen möglich werden. Hier setzt dieses Buch an; es verbindet das medizinische Stresskonzept mit Aussagen der psychologischen Lerntheorie.

Heidy Lambelet
Hinter den Augen lächeln
Körperübungen zum Entspannen und Wohlfühlen
(rororo sachbuch 19780 / Großformat)

Judith Leibowitz /
Bill Connington
Die Alexander-Technik
Körpertherapie für jedermann
(rororo sachbuch 19502)

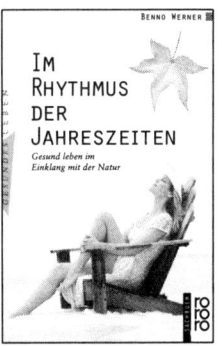

rororo gesundes leben

Inga-Maria Richberg
Praktische Homöopathie heute
Anleitung zur Selbstbehandlung
(rororo sachbuch 60276)

Nicole Ronsard
Das Anti-Cellulite-Erfolgsprogramm
(rororo sachbuch 60370)

Benno Werner
Im Rhythmus der Jahreszeiten
Gesund leben im Einklang mit der Natur
(rororo sachbuch 60279)
Der Autor zeigt auf, welche Organe in welcher Jahreszeit besonders aktiv sind und welche Emotionen in dieser Zeit dominieren. Mit zahlreichen Übungen für Körper, Geist und Seele gibt er wertvolle Hinweise für ein gesundes Leben.

Ein Gesamtverzeichnis aller lieferbaren Titel der Reihe *rororo gesundes leben* finden Sie in der *Rowohlt Revue*. Vierteljährlich neu. Kostenlos in Ihrer Buchhandlung.

Rowohlt im Internet:
http://www.rowohlt.de